中老年人养生药膳

蔡进金　编著

金盾出版社

内容提要

　　本书针对中老年人养生和健康的需求，专门收集了适合中老年人使用的药膳方 400 余个，分别以主食、蔬菜、水果、畜禽等食材加以介绍，每个药膳方均根据中老年人的消化功能情况选用材质柔软、细嫩、润滑、营养丰富的优质食材精制而成，并列出组成、制法、功效予以说明，同时依据中老年人的常见病调理、延缓衰老等需求加以推荐介绍。

图书在版编目(CIP)数据

　　中老年人养生药膳／蔡进金编著 . —北京：金盾出版社，2016.7(2019.3 重印)

　　ISBN 978-7-5186-0762-4

　　Ⅰ.①中… Ⅱ.①蔡… Ⅲ.①中年人—食物养生—食谱②老年人—食物养生—食谱 Ⅳ.①R247.1②TS972.163

　　中国版本图书馆 CIP 数据核字(2016)第 018891 号

金盾出版社出版、总发行

北京太平路 5 号(地铁万寿路站往南)

邮政编码：100036　电话：68214039　83219215

传真：68276683　网址：www.jdcbs.cn

北京军迪印刷有限责任公司印刷、装订

各地新华书店经销

开本：850×1168 1/32　印张：9.75　字数：240 千字

2019 年 3 月第 1 版第 3 次印刷

印数：6 001～9 000 册　定价：29.00 元

(凡购买金盾出版社的图书，如有缺页、倒页、脱页者，本社发行部负责调换)

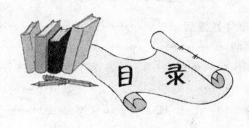

第一章　养生与健康

第二章　药膳调理老年慢性疾病

第三章　补气药膳

第四章　补血药膳

第五章　滋阴药膳

中老年人养生药膳

第六章　壮阳药膳

第七章　祛痰药膳

第八章　平喘药膳

第九章　镇咳药膳

第十章　降血压药膳

第十一章　降血脂药膳

第十二章　降血糖药膳

第十三章　肿瘤患者调养药膳

附　录

第一章　养生与健康

古人济一子在《长生》篇中曰："仙经皆言长生不死,谓长生为引人入胜之言。"由此看来,长生不死是古代人追求生命永存的真情写照,秦始皇等历代皇帝,多次派人为他们寻求长生不死的仙丹妙药,不惜劳苦,漂洋过海,来到蓬莱仙岛,结果仙丹妙药未找到;又派人到深山炼丹,寻求长生不死的灵药。结果又是适得其反,不但没找到长生不死的灵药,反而害死不少民众,还断送了部分帝王的生命。据现代医学研究表明,古代炼丹术的产品往往含有较多汞和铅之类的重金属,长期服用必受其害,明、清两代的短命皇帝中就有人死于重金属中毒。由此说明,古人对生命的认识不足,没有科学依据。求不死不可能,求益寿则可能。今人应从中汲取教训,依据科学平衡养生,延缓衰老,健康人生。

一、古人养生为长生不老

(一)古人养生阴阳合一

古人吕祖曰："有人问我修行法,遥指天边日月轮。"此处的修行指修炼养生。《丹经》曰："明者,天地之二气,呼吸者,人身之日月。天上太阴、太阳;人少阴、少阳。"此处的日月指太阴太阳,人身上则是少阴少阳。以日月来比喻阴阳二气,人间的少阴少阳与日月的太阴、太阳一样,两者相互依存,相互补充,不断循环,互相促进,不断发展,繁衍生息。

古人仿效日月的相互往来,将自身-呼-吸比喻互相促进并归纳为元气、元精在体内运行,炼精化气,精气结合,气血运行,强身健体,结成圣胎,代代相传。

怎样才能使元精元气运行呢? 古人在《千金要方·养性》篇中曰:"闭气于胸中,以鸿毛着鼻上而不动,经三百息,耳无所闻,目无所视,心无所见。"而《道枢》曰:"闭气者,非闭噎其气也,乃神定气和,绝思忘虑,使鼻之息悠然,若有若无。"上述闭气是指吸气之后停闭呼吸,延长吸气之意。无闻,无所见,绝思忘虑,心则安之,胸则宽之,心胸开阔,这种无所求的忘我境界则是顺应自然,有容乃大的高尚人生,值得今人仿效。

古人十分形象地把天上月亮归为阴,太阳归为阳。阳者光明而温暖,阴者明亮而寒冷;温则萌芽生长,冷则休养冬眠。一温一冷合一共存,阴阳互结,共生共荣。

古人又把地上的动物归为阳,植物归为阴。阳者动之,阴者静之;阳者动之繁殖,阴者静之求存,阴阳静动结合,生命共生共存,这种古朴的阴阳合一论是古人认识宇宙的法宝。

古人阴阳合一论的另一面则是阴阳结合生万物。古人认为不论人间、动物、植物,地球上的万物均有阴阳之分,阴阳必然互结,互结则必有生命,生命必有良莠,良者生存,莠者淘汰或变种,这样代代相传而繁衍生息,共生万物。

(二)黄帝养生问神仙

据史料记载,曾有向广成子请教养生之道的典故,仙人广成子曰:"无视无听,抱神以静,形将自正,必清必静,勿劳汝形,勿摇汝精,乃可长生。"始祖皇帝听了之后,大受启发,奉行一生,受益匪浅。结果始皇及其子孙均超过 100 岁。然而,专记黄帝养生术的《内经》则详细记载养生大纲,在《素词·上古天真记》中曰:"上古之人,知其道者,法于阴阳和于术教,饮食有节,起居有常,不妄作劳,故能形与神俱,而心终其天耳,度百岁乃去。"这里的知其道者,法于阴阳则是告诉人们应该顺应自然规律,根据四时和寒暑变化而更换衣着,春夏应保养阳气,可萌芽生长,蒸蒸日上,是强身健体的好时机;秋冬应培补阴精,安静休养,调节精神,以御寒冷,平安养生。这里所说的饮食有节,起居有常则是明确指出饮食应节制,不可暴饮暴食;起居有常则是指生活应有规律,不可欢乐失常,昼夜颠倒;不妄作劳,则是指不可做不符合常理的荒诞无理之事,只有做到这些,则可形神同存,享受天年,可度百岁。由此说明正气内存,邪不可干,这些古朴的哲理,既给帝王等皇宫贵族指明了方向,也给中华民族留下强身健体的养生法宝。

(三)中医养生辨证分型平衡调理

我国历代中医均把这古代的阴阳学说应用到医疗实践中。《内经》就是应用阴阳五行的学说阐明人体生理,病理变化的规律,作为辨证施治的大纲,为中华民族养生、治病做出贡献,传承几千年。

中医的阴阳五行学说是视一切事物具有互相对立的两个侧面,它们相辅相成,既互相排斥,又互相依赖,你中有我,我中有你,形成简单明了、朴素的对立统一体。在《东问、阴阳应象大论》中曰:"阴阳者,天地之道也,万物之纲纪,变化之父母,生杀之本始。"也就是说,宇宙一切万物的发生、发展、变化,均由于阴阳这两个对立面相互作用的结果。阴阳对立,五行相生、相克、相乘、相侮。历代中医应用阴阳五行学说于生理、病理、辨证、治疗等各个方面,既是中医施治理论,也是中医养生的法宝。

中医学认为,阴阳是在不断消长中,既不可过盛,也不可过衰,阴盛则阳病,阳盛则阴病,五行是不断的相生、相克、相乘的演变中。中医肝属木,木旺则生火,心属火,中医说的肝火烧心则是五行演变中的一个环节,上述中的盛与衰,生与克都是对立的两个方面,两者必须求得平衡,人体才可平安不得病,健康快乐度人生,这才是顺应自然规律的养生、养老大纲。

二、今人养生为健康益寿

我国60岁以上的老人到2020年约2亿多,到2050年则可能超过4亿。对于如此庞大的老年人队伍,怎样关爱老人,怎样养老,必将成为全社会共同关注的问题。根据当前和今后的发展情况,党和国家提出:老年大学、老年学校、老年公寓,均可解决老年人的教育问题(即理想教育、健康教育、快乐教育、和谐教育及完善教育五大教育);通过幸福导航、养生法宝、疾病防治、兴趣天地、生活百科、和谐家庭、奉献社会、时事纵横、老人维权九大系列来解决老年人疾病、烦恼、孤独、悲观、萎缩等诸多干扰老年人健康和安度晚年的系列问题,简称为银教工程。

(一)养老求健康

人老之后,不论心理和身体均处于退化阶段。多愁善感、孤独恐慌、烦恼失落是心理退化表现,而老眼昏花、耳鸣失聪、头晕、掉牙、手脚不便、关节不灵、腰酸背痛等为身体退化的表现。所有这些均是亚健康的征象,应该引起老年人重视,做到有病早治,无病早防,方可求得健康安度晚年。

老年人要确保平安健康,必须经常体检,最好每年体检一次,有条件、有必要的老人最好半年体检一次,对自身健康状况不太了解的老年人应当做全面体检,以求得全面了解自身健康状况,而对自身健康状况有所了解或有慢性病的老年人则可做单项体检,以便了解近期病情变化和疾病进展情况,以做到心中有数,不断调整养生和治疗方案,方可求得正确有效的养老又健康,平安度晚年的最佳方法。

（二）饮食与健康

老年人饮食为健康,有利健康的饮食原则应该是少食多餐,七分饱,软稀多汤助消化,品种齐全花样多,平衡调理最关键。同时也应注意因人而异,不可效仿跟风。为了达到健康目的,老年人饮食应三要、三戒、三提倡。

1. 老年人饮食三要

(1)要养成讲卫生的良好习惯:老年人所食用的食物要冲洗,除去尘埃及细菌,如粮食、蔬菜和水果应用流动水冲洗,既冲走尘埃又带走了细菌,一举两得,以利于防止消化系统疾病发生。

(2)要注意饮食安全:老年人所用的食物要把好质量关,不吃发霉变质的食品,不吃农药污染的食品,不吃含有毒物的有害食品。老年人图勤俭节约,剩饭剩菜、霉败水果、变质食品不肯丢,吃了之后往往会中毒,带来痛苦和疾病。为此,老年人所用的食品应精心挑选,把好食品质量关。

(3)要养成按时用餐,适量饮用的好习惯:老年人的消化功能不如以前,可以按个人的实际情况调整用餐规律,可以一日三餐,也可一日多餐,不管是三餐还是多餐,均须按时用餐,这样既保证营养和能量,又利于消化和健康。另一方面应把好用量关,适度为好,既不可暴饮暴食,也不可偏食单一,品种要杂要齐,花样要多,综合调养,有益健康。

2. 老年人饮食三戒

(1)戒贪:老年人消化功能差,不可贪杯,酒不能多喝,不能喝浓度高的白酒,以防伤肝,损害身体;不可贪吃,不可三餐赴宴,不可逞能应酬,以防伤身。

(2)戒伤:老年人消化功能差,许多难以嚼细的硬性食品,难以消化的食品,不可食用,以防伤胃。

(3)戒厚味:五味仅给口舌带来感受而增加食欲,若过于厚味则伤身体。《黄帝内经》曰:"多食咸,则脉凝泣而变色;多食苦,则皮槁而毛拔;多食辛,则筋急而爪枯;多食酸,则肉胝而唇揭;多食甘则骨而发落。"由此可见,五味不可过也,厚味则伤气血筋骨,对老人而言极为不利,清淡可口则有利健康。

3. 老年人饮食三提倡,以利健康

(1)提倡低盐,多喝水:现代医学研究证明,摄入食盐过多,则使血液过浓,流动过慢,易患心脑血管疾病,所以不可摄入过多的盐分。而多喝水则可稀释血液,使血液流动通畅,以防心脑血管疾病的发生。因此,对大多数的老年人来说,多喝水大有好处,必将受益。当然,对有水肿的老年人来说,则不宜多喝水。

(2)提倡低脂,多吃素:现代人生活水平提高了,天天吃肉,吃油炸食品,因肥肉中含有饱和脂肪酸和胆固醇,人体内脂肪酸和胆固醇过多,会使身体肥胖而引发高血压、高血脂、糖尿病等多种疾病。尤其是老年人由于活动量减少,消耗能量也随之减少,食入过多的肥肉食品则会造成恶性循环,频发高血压、高血脂、高血糖等三高性疾病。所以老年人应少吃肉,多吃素,尤其不宜吃肥肉。为了自身健康应该不吃肥肉,不吃猪油、牛油。提倡吃植物油为好,如菜籽油、大豆油、芝麻油、茶油等。动物油,只能吃鱼油,因为它们不含饱和脂肪酸,而含有利于人体健康的多不饱和脂肪酸。还必须指出,在吃素的同时应该多吃富含纤维的食品如豆制品,因纤维素可带走过多的油脂和胆固醇而有利于健康。

(3)提倡少吃糖,常吃蛋白质:糖实际上是指含碳水化合物的主食,它是能量的来源,多余的能量则在体内转化为脂肪,使人体肥胖。人们常说七分饱,而不可吃得太饱,就是避免人发胖。俗话说"人老先老腿",在很大程度上是脚部肌肉开始退化,导致因腿部的肌肉功能逐渐下降的结果。蛋白质中含有一种乳清蛋白的成

分,可快速补充肌肉内的蛋白质,减少肌肉蛋白质丢失,能防止肌肉退化。老年人保持良好的蛋白质营养状态,从而降低罹患糖尿病、高血压、骨质疏松、肥胖等多种疾病的风险。为此,老年人应少吃糖,常吃含有乳清蛋白的优质蛋白质,有益于提高老年人的健康水平。

(三)延年益寿度晚年

自然界一切生命都有萌芽生长、发育、成长、衰老的消亡过程,这是正常的自然规律,任何人也不能改变这种自然规律,我们只能正确面对。当今的美好社会,经济不断发展,生活不断改善,环境更加优美,文化更加繁荣,科学不断进步,医疗水平不断提高,社会更加和谐,长生不死做不到,但延年益寿完全可以做得到。老年朋友应该放宽心态,面对现实,正确对待,科学调理,不断修炼,持之以恒,则能健康欢乐度晚年。

三、营养与健康

营养是健康的基础,人体的生长、发育、成长的过程全靠营养来维持。营养缺乏会引发营养不良所致的贫穷性疾病,如困难时期的水肿病就是由于缺乏蛋白质而引发的疾病;而现代人天天大鱼、大肉,只吃菜,不吃饭,这种主食、副食颠倒,逐末忘本的饮食观极为有害,造成营养过剩而引发高血压、高血脂、高血糖等多种富贵病。营养搭配不当又会造成营养失衡,引发各种疾病,所以营养即不能缺,也不可过,更不能偏,品种齐全,不断调理则能相互补充,均衡摄取,利于健康。

(一)营养分类

营养学家将所有营养元素分为:蛋白质、脂肪、糖(碳水化合物)、维生素、水和无机盐六大类,是构成人体组织的重要成分。它们为人体提供热能,促进新陈代谢,合成各种生物酶,合成激素、抗体等生物活性物质。这些生物活性物质则在维持人体生命的过程中起着极为重要的生理功能。它们各负其责,各尽所能,相辅相成,互相促进,共同作用,确保健康。

(二)蛋白质与健康

蛋白质由氨基酸组成,可分为动物蛋白和植物蛋白两种。前者主要来自动物奶(如牛奶)和肉(如瘦肉、鱼肉)及其制品;后者来自豆类、花生及其制品。它们各有所长各有特点,动物蛋白往往含胆固醇而不利于高脂肪、肥胖型的人使用;植物蛋白一般不含胆固醇而适合高脂肪的人使用。在选用蛋白质时,应根据自身体质,选择适合自己身体状况的蛋白质加以使用。

蛋白质是构成人体器官、组织和细胞的主要组成部分,维持新陈代谢,一旦组织受损或破坏都需要蛋白质来修补。所以,蛋白质在维持人体生命的过程中起着十分重要的作用。当人体缺乏蛋白质时,会出现乏力、消瘦、肌肉松弛、记忆力下降等诸多病症,严重者则会危及生命,成为健康的杀手。尤其是老年人,其生理功能处于退化时期,健康状况逐日下降,体力一天不如一天,行动不便,反应迟钝、痴呆、震颤,均有可能是缺乏蛋白质所引发的疾病,应当查明原因,在医师指导下补充蛋白质,防止过早衰老,确保晚年健康。

补充蛋白质有两种方法,一种是严重缺乏蛋白质的患者,应在医师指导下,静脉滴注水解蛋白或氨基酸溶液。另一种则是通过饮食补充蛋白质,更适合年老体弱或久病体虚者使用。每日每千克体重约需补充 2 克,而一般常态人群则每日每公斤体重补充1.5 克为妥。补充蛋白质须注意的是:其一补充品质优良的蛋白质,防止饮用劣质产品;其二补充人体不能合成的氨基酸,因为它们是组成蛋白质的成分之一,必须依靠补充摄取。一般讲多数天然动物蛋白符合上述要求,可酌情选用。在补充蛋白质时,必须补充足够的热量,否则蛋白质补充很多,也不能全部用于建造人体器官和组织,这是因为有一部分蛋白质被用于热能消耗掉。必要时可在三餐之间加两餐牛奶,确保营养均衡,确保蛋白质功能的发挥而利于健康。

老年人健康与蛋白质的关系密切,老年人一旦缺乏蛋白质则肌肉衰老或皮肤增皱。肌肉衰老则诱发肌肉松弛,关节腔失灵,行走减速,步履蹒跚,难以登高,难以举物,起坐困难,难以站立,平衡障碍,容易跌倒,容易骨折,生活无法自理,造成老年人残疾,其危害十分可怕,给老人造成痛苦。应当高度重视,防止肌肉衰老。因此,老年人平时应注意补充优质蛋白质,如乳清蛋白十分适合老人服用,因为乳清蛋白含有β乳球蛋白、α乳蛋白、牛血清蛋白、免疫球蛋白、乳铁蛋白、乳过氧化物酶、糖巨肽蛋白、生长因子和亮氨酸等多种活性物质,可提供合成机体蛋白质原料,还能刺激肌肉蛋白的合成。促进脂肪燃烧而具有增肌消脂的效果,可使老年人肌肉强壮。老年人每天只要补充乳清蛋白 10～20 克,加入温水、牛奶、豆浆或稀饭中饮用,则既可防止肌肉衰老,又可防止肥胖,一举两得。

(三)脂肪与健康

脂肪是重要营养元素之一。它是构成生物膜的主要成分,它可溶解脂溶性维生素,如维生素 A、维生素 D、维生素 E、维生素 K 等。而维生素又是维持生命的重要元素,人体一旦缺乏脂肪则生物膜不稳定、不完善,造成免疫力下降,容易患病,经常感冒等,给健康带来危害;然而脂肪过多则会造成肥胖、超重而引发脂肪肝、胆结石、糖尿病、心脑血管疾病等,由此可以说明脂肪是人体必需的营养元素之一。

现代人由于生活水平提高了,摄取大量饱和脂肪酸,致使三酰甘油增高。另一方面少运动,出门坐车,不走路,造成不消耗或少消耗,这种只进不出的恶性循环是造成肥胖和超重的元凶。过多的脂肪堆积在腹腔则造成"啤酒肚"。脂肪沉着在血管内则造成堵塞,形成血栓,危害健康。为此,提倡控制饮食,提倡以单不饱和脂肪酸为主,如橄榄油、茶油;经常使用多不饱和脂肪酸如葵花子油、花生油、大豆油、玉米油等植物油;不用或少用动物性饱和脂肪酸(即动物油)可有效防止肥胖,有利于减肥,有利于健康,尤其是肥胖型的老年朋友,更应该注意防止体重和三酰甘油超标损害健康。

植物油中含有亚油酸,具有很好的稳定性。可清除血管内有害之物,如低密度脂蛋白(LDL)("坏的胆固醇"),但不会降低好的胆固醇,即高密度脂蛋白(HDL),从而阻止脂肪在血管内沉着,避免血栓形成,保护血管,使血管富有弹性,防止心脑血管疾病的发生。人们形象地称亚油酸为血管清洁剂,它可以使血管保持活力而利于健康。

(四)糖类与健康

糖类是提供能量的源泉。糖来自碳水化合物的淀粉中,人们天天吃的大米、白面均含有大量的淀粉,淀粉进入人体之后,在生物酶的作用之下,很快转化成葡萄糖而产生能量,供机体使用。另一方面来自水果,水果中含有葡萄糖,可被机体吸收而提供能量。所以古人称"五果为助"。由此说明,糖提供能量,是维持生命活动的基础,是人体不可缺少的营养元素。人体一旦缺少糖分,就会感到饥饿,全身无力,难以支撑,难以维持生命运行,严重者则应在医师指导下,输入葡萄糖溶液,供给能量,维持生命;轻者吃饱饭就可得到及时补充,马上觉得有力气、有活力、精神十足,干劲倍增,这些都是糖分提供能量的作用。然而糖分也不可过多,过多的糖分则会经三羧酸循环转化为脂肪,积存起来,供饥饿时提供能量使用,不饥饿不使用则会堆积"成山"而造成肥胖,危害健康。

（五）维生素与健康

维生素是维持人体生命的重要营养元素之一,是各种生物酶的重要组成部分,参与体内各种代谢,具有促进蛋白质合成和利用功能,是人体不可缺少的营养元素。人体一旦缺乏维生素则会引发多种疾病。

1. 维生素 A 与健康

维生素 A 具有促进生长发育、保护黏膜和上皮组织,合成眼视网膜视紫质等生理功能。人体一旦缺少维生素 A,会使生长处于停滞状态,对儿童极为不利,所以处于生长期儿童不能缺少维生素 A。缺少维生素 A 上皮组织则会角质化,形成鱼鳞状皮肤,失去弹性,影响容貌;会使黏膜不完整,导致抗病能力下降;还可导致眼干燥症、夜盲症,严重者引发失明。为了防止上述疾病的发生,应在医师指导下补充维生素 A。尤其是老年人,往往会有眼干、眼花、视物不清、视力减弱等症状,应及时去医院检查,看是否缺乏维生素 A,以利于正确治疗和用药。

含维生素 A 较多的食物有动物肝脏,如鱼肝、羊肝、牛肝、猪肝,其中鱼肝油含维生素 A 最高;在植物中有橘、杏、枇杷、红果、樱桃;在蔬菜中有菠菜、韭菜、辣椒、西红柿、胡萝卜、玉米等。它们中有的含有胡萝卜素,进入人体之后,经胡萝卜素酶的作用转化为维生素 A 而发挥作用。所以,胡萝卜素被称之为维生素 A 的前体。维生素 A 可溶解于油中,不溶解于水中,所以要求食用含维生素 A 的食物时,最好与食用油一起加工才能被吸收、被利用。

2. 维生素 B$_1$ 与健康

维生素 B$_1$ 是糖代谢中丙酮酸氢化脱羧酶辅酶的重要组成部分。缺少维生素 B$_1$ 时,氢化脱羧酶辅酶的合成受阻,糖代谢则无法进行,使丙酮酸在体内堆积,过多的丙酮酸则刺激中枢神经系统，引发多发性神经炎，导致肠蠕动减慢，造成消化不良，食欲缺乏，双腿无力，下肢水肿，严重者出现心脏扩大，心力衰竭而危害健康。老年人如果发现丙酮酸超标，应加以重视，在医师指导下正确补充维生素 B_1，以防上述毛病的发生。

含维生素 B_1 较多的食物有各种粗粮、花生、黄豆、蛋黄、瘦肉。必须指出的是，精米中的维生素 B_1 几乎全部被丢失了，常吃精米容易造成维生素 B_1 缺乏，为了您的健康，提倡吃糙米，吃粗粮，以防维生素 B_1 的不足。

3. 维生素 B_2 与健康

维生素 B_2 是黄酶的主要成分。黄酶参与体内生物氧化过程，促进细胞呼吸。缺少维生素 B_2 则会引起皮肤组织病变，轻者出现炎症，如皮炎、口角炎、舌炎、角膜炎、阴囊炎，严重时则引发白内障、贫血等危害健康的疾病。老年人常会发生白内障，应当在医师指导下正确补充维生素 B_2，防止白内障的发生。

富含维生素 B_2 的食物有动物内脏，如心、肝、肾、蛋黄；新鲜的蔬菜，如苋菜、韭菜、荠菜、青豆，以及粗粮、水果等。经常食用上述含维生素 B_2 的食物能有效防止口腔炎之类炎症的发生。

4. 维生素 C 与健康

维生素 C 是生物氧化过程中的递氢者，在各种代谢中起着十分重要的作用。维生素 C 是良好的解毒剂，具有抗菌、解毒作用；促进细胞质（胶原质）形成，对维持骨、齿、血液、肌肉等组织的功能起着重要作用。人体缺少维生素 C 时伤口难以愈合，以及骨质疏松、牙齿松动、牙龈出血、牙龈发炎、毛囊老化、头皮增多，毛细血管壁脆性增加等多种毛病发生，严重时会出现全身广泛出血点，医学称之"坏血病"。

维生素 C 主要来自植物。富含维生素 C 的植物有新鲜的蔬菜和水果，如橘、橙、柠檬、山楂、鲜枣、苹果和西红柿等。平时多吃新鲜蔬菜和酸味水果均能补充维生素C。

维生素C是水溶性维生素,不稳定,极易氧化而失去生理功效,所以不能在空气中长存。如苹果削皮后,很快变成褐黑色,说明苹果中的维生素C被氧化而变质。为此,削皮后的苹果应立即吃,不可放置过久,以防维生素C被破坏而失去生理功效。

牙齿松动、牙龈出血、骨质疏松的老年人,应在医师指导下正确补充维生素C,以提高补钙的效果。

5. 维生素D与健康

维生素D可促进小肠对磷和钙的吸收,使血钙和血磷浓度升高,帮助钙和磷在骨和牙齿中钙化,形成坚固的骨和齿,在调节钙和磷的代谢中起着十分重要的作用。人体缺少维生素D则影响骨和牙的生长发育。小儿缺少维生素D会引发佝偻病;老人缺少维生素D会引发骨质疏松,容易骨折。为此,建议检查血钙和血磷,在医师指导下,正确补充维生素D,提高小肠对钙和磷的吸收,对老年人来说极为重要。很多老年朋友不断补钙,但骨折照样发生,这是为什么? 这是因为补充的钙没得到吸收和利用,造成边补钙边流失,而难以成效。

维生素D的种类较多,主要有维生素D_2和维生素D_3。维生素D_2来自植物性食物,如菌类、酵母和植物油,经太阳光照射之后转化为维生素D_3;也可由太阳光照射皮肤合成维生素D_3,起到有效的补充作用,以利于健康。

6. 烟酸与健康

烟酸属维生素,又名维生素B_3。它是脱氢酶中辅酶Ⅰ及辅酶的主要成分,参与体内生物氧化过程,促进细胞呼吸,维持皮肤及神经系统健康。人体缺少烟酸时,脱氢酶无法生成,代谢发生紊乱引发皮炎、舌炎、腹泻等疾病,严重者则发生神经错乱而危害健康。

烟酸来源有三。其一来自肠道细菌自身合成;其二靠色氨酸代谢转化而来;其三来自食物,如动物瘦肉、肝、肾、脑,以及新鲜蔬菜,如西红柿、胡萝卜等。前两种来源较少,主要靠食物来补充烟酸。

以玉米为主食地区的民众,因缺少烟酸往往会引发皮炎、舌炎之类的疾病。只要在玉米粥或窝头内加入少许小苏打则可将烟酸游离出来,补足烟酸,防止皮炎和舌炎的发生,维护以玉米为主食地区民众的健康。

(六)水与健康

水是维持生命的重要组成部分。水可溶解多种营养元素,如糖类、蛋白质,部分维生素和无机盐。水能将各种营养元素转运到身体的各种组织和器官中去,维持人体的正常运转,人体内许多生化反应也必须在水中进行,人必须有足够的水分,才能进行各种代谢。人体不可缺水,人体缺水,轻者皮肤干燥,毛发干枯;重者脱水,危害生命,影响健康。因此把水视为生命的源泉。

水来自大自然,人们平时可以饮水补充水分,在脱水时,应在医师指导下,通过静脉滴注补充水分,以快速补足水分,维护正常的生理功能。健康人一般每日需补1 500毫升温开水为宜。老年人因肾功能退化,可少喝一些,大约每日补充1 000毫升温开水为宜。因为老年人大脑对口渴反应迟钝,感觉不到口渴,所以老年人不渴也要喝水。为了健康,老人应该少量多次常喝水,最好喝自己加热烧沸的温开水,既清洁又卫生,利健康防疾病。桶装水由于灌装和运输等多种环节,往往会造成二次污染,成为健康的隐形杀手。为了您的健康,提倡饮用温开水。

(七)无机盐与健康

人体需多种无机盐,如钠盐、钙盐、铁盐等,其需要量有多有少,各不一样。维持生理功能只需少量,如锌、镁、碘,属于微量无机盐,而钠、钙、铁需要量多一些,称之为常量无机盐,它们都是人体必需的营养元素,对维持人体生命具有重要作用。

1. 钠盐与健康

钠盐是人体必需的重要营养元素。人体使用的钠盐,化学名称为氯化钠,属无机盐范畴,人们每天吃的食盐,主要成分就是氯化钠。医院重病患者输液时,使用的生理盐水中含的也是氯化钠,其含量为 0.9%,多了不行,少了也不行,只需 0.9% 的含量才是等渗溶液,可用于维持生理功能的均衡,所以称之为生理盐水。钠盐多了会引发水潴留,轻则中毒,重则危害生命;钠盐少了会有全身乏力、抽筋、头晕等诸多症病。所以,每天煮菜都要放盐。据世界卫生组织推荐,成人每日应该摄入食盐 6 克,方能保证身体健康。为了您的健康,请健康的成年人按照每日 6 克的标准应用,高血压、高血脂、心脏病的老年朋友则在医师指导下科学使用食盐。

2. 钾盐与健康

人体使用的钾盐为氯化钾,属无机盐范畴。氯化钾具有利尿、止吐、止泻和保护心脏细胞等功能。人体缺钾时会出现肌肉震颤,手足抽搐,心律失常等症状。为了防止上述病症的发生,提倡缺钾患者在医师指导下正确补充钾盐,多吃或常吃富含钾的食物,如西红柿、冬瓜、油菜等。

3. 硒与健康

硒是人体必需的微量元素,以含硒酶和含硒蛋白质的形式存在于体内,它在体内含量仅有 14～21 毫克,其量虽少,但作用可大。具有参与体内能量代谢,抗氧化,调节机体免疫功能,抑制病毒病变,减弱病毒致病能力,防止动脉硬化,预防血栓形成,激活体内抑制癌基因,防止癌症的发生,延缓衰老等多种功能。硒是人体健康不可缺少的重要微量元素,也是重要的营养元素之一。

据调查表明:我国大约有2/3人口硒摄入不足,这是因为我国膳食结构中的硒摄入不足所致。体内硒含量虽极其微小,但不能自身合成,全靠饮食补充。为此,营养师建议成人每人每日补充硒50微克则能提高人体抗病能力,增加免疫功能,对预防肿瘤、减少癌症的发生均有益处,补足硒元素还可缓解糖尿病患者的症状,改善病情,也可防止中老年人精神紧张、记忆力下降、抑郁、失眠症的发生,确保晚年健康。

富含硒元素的食物有大蒜、芝麻、菠菜、芦笋、蘑菇、大虾、金枪鱼、沙丁鱼、动物内脏、蛋类等,它们的含量有多有少,各不相同,按含量排列顺序为:动物内脏、海产品、鱼肉、蛋类、肉类、油料、豆类、粮食、蔬菜、水果。其中动物内脏虽然含硒量高,但胆固醇含量也高,不适合肥胖的中老年朋友食用。建议老年朋友多吃海产品(如沙丁鱼)、芝麻之类的含硒食物更为有利,尤其可以缓解男性更年期综合征,可助男性中老年人幸福安度晚年,提高生活品质而延年益寿。

4. 锌与健康

锌是人体必需的微量元素之一,是人体各类酶和精液的重要组织部分,对各种生理功能产生极为重要的作用。含锌酶参与多种生物反应,人体缺少锌时会影响垂体功能。锌能够抑制镉对心血管的伤害,所以锌是人体主要营养元素之一。人体缺少锌对生长发育、心血管均会产生不良影响,致使抗病能力下降,睡眠质量下降,抗氧化能力下降,氧化自由基增多,尤其对中老年人极为不利。为了健康应该多吃富含锌的食物,如豆类及其制品、贝壳类海产品、坚果类及茶叶,十分适合大众酌情选用。为了您的健康,请在医师指导下正确及时适量补充锌元素。

5. 其他必需元素与健康

人体所需的必需元素较多,如钙、铁、碘等元素。在其他的章节中均有介绍,可供读者查阅,本处不作重赘。

第二章　药膳调理老年慢性疾病

　　随着年龄增长,人到中年之后生理功能开始出现退化,精力不如青春期充沛,体力不如从前,容易疲劳等。退休之后的老年人,不论男女均有头晕、眼花、耳鸣、关节不灵活,行动不方便,手脚不自如,难以入睡,经常便秘,小便不尽,情绪异常烦躁不安等症状。有的人一退休就出现某些症状,有的人则是退休后若干年才出现,不论是早出现还是晚出现,都是因为生理功能退化,血液循环不佳,即年老体衰或元气不足所造成,要根据个人的实际状况,有目的地进行科学调理,使功能和元气得以恢复,尽可能缓解衰老的进展,以求延年益寿,安康、快乐度晚年。

一、药膳调理老年性眼病

　　眼睛是人体重要的感觉器官之一,眼睛帮助人们观察世界,明辨是非,明确方向,奋力向前,使人充满生机与活力。失去视力则使人处于黑暗之中而寸步难行。所以,保护眼睛要像爱护生命一样。在日常生活中要爱护自己的眼睛,老年人不要长时间看书或看电视,不要在暗光或强光下看东西,以防眼睛过度疲劳而造成视力下降。要给眼睛放假,使它得到及时休养并消除疲劳;要远离紫外线,防止紫外线对眼睛的伤害。平时要给眼睛补充维生素 A、维生素 D、胡萝卜、水果、海产品之类的食物,用这些物质来补充有益的营养素,使眼睛得到有效的滋润和保护。老年人要想有一双闪闪明亮的眼睛,就更应该倍加保护自己的眼睛,现将保护老年人视力的药膳种类介绍如下。

1. 防止眼睛疲劳的食补

眼睛长期使用往往会产生疲劳,出现眼睛干涩,缺乏黏液滋润,应及时补充维生素。β胡萝卜素和水分能使眼内保持润滑性,可帮助眼睛解决干涩等不良症状,使眼睛处于健康状态,运转自如,视物清楚。

2. 防止视物模糊的食补

老年人看电视、用电脑时间过久,往往会看不清字,视物模糊,应及时补充含有花青素类的食物,如柑橘之类的水果,对视物模糊有调节作用,用后均可有效。为了提高视力,也可同时服用维生素A和食用胡萝卜之类的食品,效果也较好。

3. 防止视神经受损的食补

B族维生素与视神经关系十分密切,若视神经缺乏B族维生素,则会引发神经类和神经性疾病。为此,老年人应常喝糙米稀饭,以利于补充B族维生素。也可在医师指导下服用维生素 B_1 和维生素 B_{12} 之类的保健品,防止视神经萎缩而引发眼疾。

4. 防止组织老化的食补

老年人由于生理功能减退,产生过多的自由基,对眼睛会造成伤害,严重时会引发白内障之类的眼疾而失明。常吃含维生素C的蔬菜或水果(如西红柿),或及时补充维生素C和维生素E,对抗自由基,防止或延缓白内障的发生。

总而言之,对保护视力有益的食物有绿色新鲜蔬菜、水果,各种动物肝、牛奶、豆制品之类,含有花青素的食物有青椒、胡萝卜、菠菜、大白菜、空心菜、木瓜、番石榴、柑橘、柠檬、枸杞子、核桃、猕猴桃。除了食补之外,还应该经常给眼睛放假,防止用眼过多、过久,不可在暗光下看书。看电视不可过高、过低、过远、过近;色度和亮度要适中,不可过强,以利于眼睛健康。

　　老年人应特别注意眼部突发性不适症,如突然口眼㖞斜则可能脑中风;突然站立不稳,视物旋转则可能是脑干出血;突然乏力、麻木、出汗、打嗝、呕吐、跌倒则可能是自主神经障碍;突然感到眼部不适,瞳孔异常,则可能是颅内压增高;突然沉默寡言,行动迟缓,一反常态,则可能是缺血性脑卒中。上述异常者均应立即就医,在医师指导下进行治疗。为防止上述突然事件的发生,平时饮食应清淡,大便应畅通,蹲下、弯腰、起床应缓慢,严禁突然改变体位,严禁烟酒。注意季节变化,防寒避暑,都是保护老人视力的重要环节,应留心观察,及时调整,方可防止眼疾的发生。

(一)粥类药膳

羊肝明目粥

　　【组　成】　大米 100 克,羊肝 50 克,松子仁 50 克,蜂蜜适量。

　　【制　法】　大米洗净、浸泡,沥干;羊肝洗净,去除筋膜,切片;将松子仁和大米一起放锅内,加入清水,先用大火烧沸,改用小火煲至烂熟,加入羊肝,再用大火烧沸,待羊肝熟后,加入蜂蜜调味即可食用。

　　【功　效】　粥内含有 B 族维生素,羊肝则有明目益血之功效,经常食用可防止眼睛疲劳,适合老年人服食。

薏米菱角粥

　　【组　成】　大米 100 克,薏苡仁 50 克,菱角 50 克,蜂蜜适量。

　　【制　法】　菱角洗净,煮熟去壳,切丁;大米、薏苡仁混合,洗净、浸泡沥干后与菱角丁一起放入锅内,加入清水,先用大火烧沸,改用小火煲至烂熟,加入蜂蜜搅匀调味后食用。

【功　效】 薏苡仁中含有的维生素 A 可防止夜盲症和视力减退，经常食用必有成效，适合老年视弱者服食。

红薯小米粥

【组　成】 红薯 100 克，小米 100 克，蜂蜜适量。

【制　法】 红薯洗净，切块与洗净的小米一起放锅内，加入清水，先用大火烧沸，改用小火煲至烂熟，加入蜂蜜调味后食用。

【功　效】 红薯有 β 胡萝卜素，进入体内可合成维生素 A 而有利于预防眼睛干涩，老年人经常食用，既可防眼疾发生，又可通便，可防便秘之苦。

蛤蜊粥

【组　成】 大米 100 克，蛤蜊肉 2 克，香油、食盐各适量。

【制　法】 大米洗净浸泡，沥干；蛤蜊肉洗净，沥干。锅内放香油，加热后放入蛤蜊肉煸炒，加入清水，烧沸后加入大米煮至烂熟加食盐调味后食用。

【功　效】 蛤蜊含有蛋白质、无机盐、维生素等多种成分，具有滋阴明目之功效，经常食用可防止视力下降。

枸杞白菜粥

【组　成】 大米 100 克，小白菜 100 克，枸杞子 20 克，食盐适量。

【制　法】 小白菜洗净、切丁。分别将大米和枸杞子洗净后放锅内，加入清水，先用大火烧沸，改用小火煲至烂熟后加入菜丁煮熟，加食盐调味食用。

【功　效】 枸杞子含有 β 胡萝卜素，具有明目功效；小白菜可调节眼压，消除眼睛疲劳。两者合用可明目，消除疲劳，有利于眼睛健康。

车前子粥

【组　成】　车前子 50 克,粳米 100 克,葱段适量。

【制　法】　将车前子洗净、研末与洗净的葱段放在锅内,加入适量清水,大火煮沸,改用小火煲 30 分钟,除渣留药液备用。粳米洗净后,放入锅内,加入滤好药液,补充适量清水,熬成烂粥即可食用。

【功　效】　车前子含有黏液质、蛋白质和维生素 A 及 B 族维生素等物质,能改善局部循环,加速眼部细胞组织的新陈代谢,可阻止眼黑袋形成,尤其适合有高血压的老年人食用,以利于保护眼睛的健康。

郁李仁粥

【组　成】　郁李仁 20 克,大米 100 克,蜂蜜适量。

【制　法】　郁李仁研碎,与洗净的大米一起放入锅内,加入清水,先用大火烧沸,改用小火煲至烂熟后,放入蜂蜜调味后食用。

【功　效】　郁李仁具有泻火、消炎、止痛和通便功效。可防风火上扰而引发的眼睛红肿、干涩、疼痛等疾病,最适合大便干结的老人服食。

豌豆粥

【组　成】　豌豆 50 克,大米 100 克,蜂蜜适量。

【制　法】　豌豆洗净后,用水浸泡 1 小时;大米洗净后与豌豆一起放入锅内,加入清水,先用大火烧沸,改用小火煲至烂熟后,放入蜂蜜调味后食用。

【功　效】　豌豆含赤霉素和植物凝素等成分,具有抗菌、促进新陈代谢等功效,经常食用则可清肝明目,尤其适合高血脂的眼疾老年人服食。

枸杞核桃粥

【组　成】　大米 100 克,枸杞子 30 克,核桃仁 20 克,蜂蜜适量。

【制　法】　将核桃仁研碎,洗净后与洗净的枸杞子、大米一起放入锅内,加入清水,先用大火烧,改用小火煲成烂粥,加入蜂蜜调味后食用。

【功　效】　枸杞子含维生素、无机盐,核桃仁含胡萝卜素及 B 族维生素,两者合用有利于养护眼睛,起到养肝明目之作用。

(二)汤类药膳

鸡肝汤

【组　成】　鸡肝 100 克,胡萝卜 50 克,鸡蛋 1 只,葱、姜、食盐各适量。

【制　法】　鸡肝洗净,切片后放入姜末和鸡蛋清调匀备用。胡萝卜洗净,切丝放入锅内,加入清水,开大火烧沸,放入鸡肝,煮熟后放入葱花和食盐调味,饮汤、吃鸡肝。

【功　效】　胡萝卜含有大量胡萝卜素可补肝明目,鸡肝与胡萝卜合用可增强补肝明目之功效,对防治夜盲症具有良好作用。

海螺冬瓜汤

【组　成】　海螺 250 克,冬瓜 200 克,枸杞子 10 克,香油、食盐各适量。

【制　法】　将海螺、枸杞子洗净,沥干;冬瓜洗净,切丝。锅内加入清水大火烧沸,放入海螺、冬瓜、枸杞子,煮熟后放入食盐、香油调味食用。

【功　效】　海螺清热明目,对心肺热痛,双眼昏花均有疗效,配用冬瓜补充 B 族维生素，再配枸杞子补充维生素 A，三者联用则护眼养目。适合眼睛干涩的老年人食用。

桑葚汤

【组　成】　桑葚 100 克，黑芝麻 50 克，蜂蜜适量。

【制　法】　桑葚洗净，与研碎的黑芝麻一起放入锅内，先用大火烧沸，改用小火煲 30 分钟后，放入蜂蜜调味后食用。

【功　效】　桑葚富含维生素 A 和 B 族维生素，可养肝明目，缓解眼部疲劳干涩；芝麻则利肝明目，可用于血虚引起的视物昏花模糊不清，发枯干涩之症，两者合用可增强养目功效，老人常饮护眼防疾，尤其适合视物不清的老人服用。

苦瓜猪肝汤

【组　成】　苦瓜 200 克，猪肝 300 克，鸡蛋 1 只，高汤、食盐各适量。

【制　法】　苦瓜去瓤，洗净，切片；猪肝洗净，切片加入蛋清调匀。锅内加入高汤，大火烧沸，加入苦瓜和猪肝煮熟加食盐调味之后食用。

【功　效】　苦瓜明目解毒；猪肝则养肝明目，两者联用则清心解渴，可解暑热烦渴，除夏暑眼疾，尤其适合眼结膜炎症患者饮用。

栗子汤

【组　成】　栗子肉 100 克，白菜 150 克，枸杞子 10 克，鸡精、食盐、香油各适量。

【制　法】　白菜洗净，切片；栗子洗净，研碎，与洗净的枸杞子一起放入锅内，加入清水，先用大火烧沸，改用小火煲至烂熟后，加入白菜搅匀，待熟后加入香油、食盐和鸡精调味后食用。

【功　效】　栗子和白菜均含有维生素和无机盐，有护眼抗衰之功效；枸杞子具有养肝明目之功效，三者合用则增强养肝明目之功效而起到护眼除疾的作用。

银耳明目汤

【组　成】　银耳 20 克，鸭肝 100 克，茉莉花 15 朵，鸡蛋 1 只，鸡精等调味品各适量。

【制　法】　银耳除杂，水发后洗净，撕碎；茉莉花除蒂，洗净；鸭肝洗净，切片加入鸡蛋清调匀。锅内放入清水，先用火烧沸，放入鸭肝、银耳煮熟后放入茉莉花、食盐、鸡精和香油调味后食用。

【功　效】　银耳含胡萝卜素、维生素及无机盐，具有养肝明目之功效，与鸭肝同食可增强养肝清肝功效，并滋阴润燥，可消除眼干涩之苦。

二、药膳调理老年性耳疾

耳为听觉器官，由外耳、中耳、内耳三大部分组成，具有听音、定位之功能。听音可使人体与外界保持联系与交流；定位则可使人体平衡而活动自如。所以，耳朵是人体重要感觉器官之一，不可缺损。一旦耳朵受损则造成耳鸣、耳闷、耳胀、耳痛，重则耳聋、眩晕，定位困难，平衡失调，生活不能自理，带来诸多的不便和痛苦。尤其是老年人，由于生理功能处于退化阶段，若不及时调理，往往会引发多种病症。所以，老年人平时要注意保护耳朵，不要用硬尖的东西挖耳，不要吸烟，少量喝酒，减少刺激，防止耳朵受损而影响耳朵健康。平时多吃活血养血食物，保持血液循环和良好畅通，保护听力完好无损。多吃富含维生素、无机盐（如锌）之类的食物，调养体液和精髓，以达到气血充足。常吃紫菜、黄花菜、虾皮、木耳、牡蛎、豆类、粗粮、坚果、芝麻、核桃、花生、韭菜等食物，可使耳朵得到及时有效调养，确保安康。

（一）粥类药膳

紫米核桃粥

【组　成】　紫米 100 克,核桃仁 50 克,蜂蜜适量。

【制　法】　核桃仁洗净,研碎。紫米洗净,用清水浸泡 2 小时后,放入锅内,加入清水,先用大火烧沸,改用小火煲至烂熟,放入核桃肉再煮片刻,加蜂蜜调味食用。

【功　效】　紫米具有补血益气之效;核桃仁含有微量元素锌,具有护耳作用,两者合用则补血益气而护耳,尤其适合重度血瘀耳鸣的老人服用。

糙 米 粥

【组　成】　糙米 50 克,糯米 50 克,扁豆 50 克,黄花菜 20 克,蜂蜜适量。

【制　法】　黄花菜洗净,切丁;扁豆洗净,研碎。分别将糙米、糯米洗净之后,放入锅内,加入清水,先用大火烧沸,改用小火煲至烂熟,加入黄花菜和扁豆再煮片刻,待熟后加入蜂蜜调味后食用。

【功　效】　扁豆健脾和中;黄花菜补肾养耳,两者合用则可养肾而护耳。

牛蒡子粥

【组　成】　大米 100 克,牛蒡子 20 克,猪瘦肉 50 克,鸡精适量。

【制　法】　牛蒡子去外皮,洗净;猪瘦肉洗净,切丁。大米洗净后放入锅内,加入清水,先用大米烧沸,加入牛蒡子和肉丁,再煮至烂熟后,加入鸡精调味食用。

【功　效】　牛蒡子可疏风散热,有解毒消肿之功效,可治头晕、耳鸣、耳聋，保护耳朵而适合老年人服食。

海鲜粥

【组　成】　大米 100 克，鱿鱼 30 克，虾仁 30 克，鲜贝 30 克，鸡精适量。

【制　法】　将鱿鱼、虾仁、鲜贝洗净后，焯水过凉，沥干，加入食盐和鸡精腌。大米洗净后，放入锅内，加入清水，先用大火烧沸，改用小火煲成粥后加入鱿鱼、虾仁、鲜贝，再煮至熟，则可食用。

【功　效】　鱿鱼、虾仁、鲜贝均可补肾，又具益血养气功效，三者联用则行气活血。中医学认为，肾开窍于耳，补肾则可扶正清耳，有利于防止耳疾的发生。

首乌红枣粥

【组　成】　制何首乌 15 克，红枣 8 枚，大米 100 克，蜂蜜适量。

【制　法】　制何首乌切成薄片，煎煮 30 分钟，除渣留药液。红枣去核，撕碎，与洗净的大米一起放入锅内，加入首乌液，补充适量清水，先用大火烧沸改用小火煲至成粥，加入蜂蜜调味后食用。

【功　效】　制何首乌补肾养血；红枣则补气益血，两者联用，适合头晕、耳鸣、目眩、心烦、失眠的老年人服用。

白鹅脂粥

【组　成】　大米 100 克，白鹅脂 50 克，葱段、姜末、食盐各适量。

【制　法】　白鹅脂洗净后切块，与洗净的大米、姜末放入锅内，加入适量清水，先用大火烧沸，再改用小火煲成稠粥，加入食盐和葱段调味后食用。

【功　效】　白鹅脂性凉，具有解毒消肿之功效，可用于耳鸣耳聋、噎嗝反胃老年人,既可护耳防疾,又可润肤防裂。

猪腰粥

【组　成】　大米 100 克,猪腰 1 只,磁石 30 克,料酒、食盐、姜末、葱花等各适量。

【制　法】　磁石洗净,砸碎后放入锅内,加入适量清水,大火烧沸,煮 1 小时后,除渣留药液;猪腰除血膜洗净后,沸水焯除异味,加入料酒、姜末、葱花腌制。大米洗净,放入锅内注入药液和清水,大火烧沸后,改用小火煲成烂粥,加入腰丁,再煮至熟,加入食盐调味后食用。

【功　效】　磁石性平归肾经,具有镇降、补肾、聪耳、安神之功效,而猪腰可补肾气,消积滞,两者合用则增强滋阴补肾之功效。适合肾亏引起的耳鸣、耳聋等耳疾老年人服食。

远志粥

【组　成】　大米 100 克,远志 6 克,猪瘦肉 50 克,鸡精、食盐各适量。

【制　法】　远志研成细粉,猪瘦肉洗净、切丁,与鸡精调匀。大米洗净后放入锅内,加入清水,先用大火烧沸,再改用小火煲至粥烂后,加入远志粉和肉丁煮至肉熟,加入食盐调味即可食用。

【功　效】　远志具有补肾安神,除邪利窍之功效。适合老年性耳聋患者服食。

龟甲粳米粥

【组　成】　大米 100 克,熟附子 9 克,知母 9 克,何首乌 15 克,龟甲 15 克,蜂蜜适量。

【制　法】　将熟附子、知母、何首乌、龟甲放入砂锅内,共煮 2 次,每次 30 分钟,除渣合并药液。大米洗净后放入锅内,放入药液,补充适量清水,先用大火烧沸,再改用小火煲成稠粥,加入蜂蜜调味食用。

【功　效】　龟甲等 4 味中药均可滋阴补肾,增加肾血流量。适用于肾虚所引起的腰痛、盗汗、耳鸣、耳聋诸症,有利于老年人扶正清耳,有助于耳部健康。

(二)汤类药膳

草鱼汤

【组　成】　草鱼肉 300 克,干贝 25 克,植物油、料酒、食盐、葱花、姜片各适量。

【制　法】　将草鱼肉洗净,切片;干贝水泡至软后切丝,与鱼片、料酒、葱花混合并调匀。锅内加入植物油,加热后放入姜片和鱼片、干贝略炒,再加入清水煮至肉熟后加食盐调味饮汤吃肉。

【功　效】　草鱼肉含有丰富蛋白质、维生素,对耳朵具有补益作用,对耳部健康大有益处,有助于预防老年性耳鸣、耳聋。

乌鸡汤

【组　成】　乌鸡 1 只,红枣 20 枚,黑芝麻 50 克,姜片、食盐各适量。

【制　法】　将黑芝麻洗净,炒香;红枣去核,洗净。乌鸡去毛,除内脏,洗净后,将黑芝麻和红枣塞入鸡腹,用棉绒线扎成团放入砂锅内,加入姜片、清水,先用大火烧沸,改用小火煲至乌鸡烂熟,加入食盐调味。饮汤吃肉。

【功　效】　乌鸡营养丰富,有补虚劳,养身体之功效;红枣补血益气;黑芝麻补肾益气,又润五脏,食用三者具有补肾益气,调养五脏功效。适合肾亏气虚所致的耳鸣、耳聋、眩晕、眼花之症的老年人服用。

豆苗猪肝汤

【组　成】　豆苗 150 克，猪肝 60 克，鸡蛋 1 只，葱白、姜丝、食盐、鸡精、植物油各适量。

【制　法】　豆苗洗净，切段；猪肝洗净，切成薄片，加入打散鸡蛋调匀。锅内加入少量植物油，加热后投入豆苗、葱白、姜丝煸炒后，加入清水，先用大火烧沸后加入猪肝，改用小火煮熟后加入食盐和鸡精调味后食用。

【功　效】　豆苗富含维生素、无机盐，具有利水消肿之功效；猪肝具有补血作用。两者合用补血益肾。适合贫血肾虚所致耳鸣、耳胀、耳聋、盗汗诸症，经常饮用还可止汗护耳。

三　鲜　汤

【组　成】　牡蛎肉 100 克，水发海米 25 克，菠菜 50 克，草菇 6 朵，姜片、葱白、食盐、鸡精、植物油各适量。

【制　法】　牡蛎肉洗净，沥干；海米洗净，沥干；菠菜和草菇洗净，切段。锅内加入植物油，加热后放入姜片、葱白和牡蛎肉、海米爆炒后加入清水，用大火烧沸，煮熟后加入菠菜和草菇，再煮片刻，熟后加入食盐、鸡精调味后食用。

【功　效】　海产品和草菇营养丰富，含有无机盐；菠菜富含铁质，具有保护听力不受损坏之功效，经常服用具有滋阴补肾，养血护耳之功效。

海　螺　汤

【组　成】　海参 50 克，虾仁 30 克，海螺肉 50 克，银耳 50 克，食盐、鸡精、香油各适量。

【制　法】　海参水发之后洗净，切片；银耳水发之后撕碎；海螺洗净，切片；虾仁洗净，切碎。锅内加入清水，放入海参、虾仁、海螺、银耳,先用大火烧沸,改用小火煮熟后,放入食盐、鸡精、香油调味后食用。

【功　效】　海参等海产品富含蛋白质和无机盐,有效补充血钙,能防治血钙偏低引起的老年性耳聋。

紫菜海米汤

【组　成】　紫菜 15 克,海米 20 克,鸡蛋 1 只,香油、葱花、食盐各适量。

【制　法】　将紫菜浸泡,洗净。海米浸软,洗净后与紫菜一起放入锅内,加入清水,先用大火烧沸,将鸡蛋打散后放入沸汤中,煮熟后,放葱花、食盐、香油调味后食用。

【功　效】　紫菜含有较多铁元素,食之有补铁作用,可防治因缺铁所致的听力下降、耳鸣、耳聋等耳疾;海米含有钙元素,既可净化耳动脉,提高耳功能,又避免耳部血管硬化而造成之听力障碍,该汤很适合老年人饮用。

菟丝子汤

【组　成】　菟丝子 10 克,山药 50 克,肉苁蓉 30 克,蜂蜜适量。

【制　法】　将菟丝子、山药、肉苁蓉放入砂锅内,加入清水,大火煮沸改用小火煲 30 分,共煮 2 次,早晚服药液,连服数日则可见效。

【功　效】　肉苁蓉为壮阳药,具有温阳补肾之功效。适用于肾阳不足或亏损所致的耳胀、耳鸣、耳聋诸症,尤其适合腰膝无力、疲劳、眼花耳鸣的老年人食用。

三菇汤

【组　成】　鸡腿菇 50 克,茶树菇 50 克,香菇 50 克,菠菜 50

克,鸡蛋1只,食盐、味精、香油各适量。

【制　法】　分别将鸡腿菇、茶树菇、香菇洗净,撕条。菠菜洗净,切段,与备用的三菇一起放入锅内,加入清水,先用大火烧沸,煮熟后加入打散鸡蛋,煮至蛋花浮出汤面,加入食盐、味精、香油调味后食用。

【功　效】　本汤中的三菇所含维生素 A,对神经性耳聋有防治作用,所含维生素 D_3 可促进人体对钙的吸收,防止钙流失,对老年性耳聋有辅助治疗作用。菠菜含有铁元素,有利于补铁,可防止缺铁性听力下降,常服此汤对老年人护耳极为有利。

鹿茸鸡汤

【组　成】　童子鸡1只,鹿茸18克,干姜、葱白、料酒、食盐各适量。

【制　法】　鹿茸除毛,烘干,研成细粉。童子鸡去毛,除内脏,洗净,切块,放入锅内,放干姜、葱白、料酒,加入清水,先用大火烧沸,改用小火煲至烂熟,放入食盐调味,每次取鸡汤冲服鹿茸粉9克,每日早、晚各服1次,饮汤吃肉。

【功　效】　童子鸡营养丰富,鹿茸则是补阳佳品。适合肾虚阳衰所致的腰膝酸软,体虚乏力,精神倦怠、头晕、耳鸣、目眩的老年人服用。

甲鱼汤

【组　成】　甲鱼500克,羊肉250克,草果6克,料酒、食盐、干姜片各适量。

【制　法】　将甲鱼杀死,除内脏、头和爪,切块。羊肉洗净、切块,用沸水焯后与甲鱼一起放入锅内,再放入洗净的草果、干姜片,注入料酒、清水,先用大火煮沸,改用小火煲至肉熟,加入食盐调味后饮汤吃肉。

【功　　效】　甲鱼具有滋阴补肾之功效,可治头晕、眼花、耳鸣诸症;羊肉则壮阳补肾。两者合用有增强补肾之功效。适用肾虚气衰所致腰膝酸软,耳鸣如蝉,听力下降,心烦不安诸症。

三、药膳调理老年性骨质疏松症

骨质疏松是老年人常见的一种疾病。以腰痛、背痛、两腿无力,活动不畅,行走不便等症状为主。骨质疏松后骨质脆性增加,容易发生骨折,会给患者带来痛苦,给家庭带来麻烦。据医学统计表明,60岁以上的老年人患骨质疏松症者超过60%。为此,预防骨质疏松症成为大家共同关注的焦点,应当立即行动起来,在医师指导下,采用正确、科学的方法,防止骨质疏松症的发生,确保骨质健康。

据医学研究表明,随着年龄增长,身体抵抗力下降,各种疾病增多。老年人饮食量的减少,胃肠系统的消化吸收功能减退,活动减少,使人体对钙的吸收和利用能力明显减退。因此,老年人容易发生骨质疏松症,而老年妇女由于雌激素减少,骨细胞的生长作用明显减退,更容易患骨质疏松症。西医学认为,通过补充钙剂、维生素、雌激素,可以有效防止骨质疏松症的发生。中医学则认为,肾主骨,尤其是补足肾气则可防止骨质疏松症的发生。民间常说:"药补不如食补",经常使用补肾的食材则可强筋壮骨,防止骨质疏松症的发生,往往会收到意想不到的效果。

(一)粥类药膳

枸杞黑豆粥

【组　　成】　大米100克,枸杞子30克,黑豆50克,红糖适量。
【制　　法】　黑豆除杂洗净,浸泡;枸杞子洗净。大米洗净后与黑豆、枸杞子一起放入锅内,加入清水,先用大火烧沸,再改用小火煲至烂熟,加入红糖调味食用。

【功　效】 枸杞子具有补肾功效,肾主骨,有壮骨的作用;黑豆含有较多的钙质,两者合用则促成骨细胞生长而对预防骨质疏松症有良效。

黄芪山药粥

【组　成】 大米100克,黄芪20克,山药20克,红枣6枚,红糖适量。

【制　法】 黄芪放入砂锅内,加入清水煮沸后小火煲30分钟,除渣留药液;山药研成粉末。红枣去核,洗净,与大米一起放入锅内,加入清水和药液,先用大火烧沸,再改用小火煲至烂熟后,放入山药粉和红糖,再煮片刻则可食用。

【功　效】 黄芪补中益气,培元固本;山药则健脾益肾;红枣和血,三者联用则补气固本、益肾和血、气血互补、补气和血,肾气坚固,骨则强壮,尤其适合中气不足的老年人服用。经常服用可强身健骨。

牛奶粥

【组　成】 大米100克,牛奶500毫升,红糖适量。

【制　法】 大米洗净,放入锅中,加入清水,先用大火烧沸,改再用小火煲成稠粥,加入牛奶和红糖,再煮片刻即可食用。

【功　效】 牛奶含有较多的有机钙,有利于人体吸收,经常饮用,不断补充流失的钙质而有助于防止骨质疏松的发生。

胫骨粥

【组　成】 猪胫骨1 000克(或牛、羊胫骨也可),大米100克,红枣8枚,红糖适量。

【制　法】　红枣去核,洗净。猪胫骨洗净,剁段放入锅内,放入洗净的大米和红枣,加清水,先用大火烧沸,再改用小火煲 1 小时,煮成烂粥,放入红糖调味后食用。

【功　效】　胫骨富含钙质,经常食用可有效补充钙元素,有助于预防骨质疏松症的发生。

莲子薏苡仁粥

【组　成】　薏苡仁 50 克,大米 50 克,莲子 30 克,红枣 10 枚,红糖适量。

【制　法】　薏苡仁洗净,浸泡;莲子去心,洗净。红枣去核,洗净后与大米、薏苡仁、莲子放入锅内,加入清水,用大火烧沸,改用小火煲成烂粥,加入红糖调味食用。

【功　效】　薏苡仁、莲子均属强筋壮骨的佳品,再配红枣则可养血,三者联用则可强筋健骨、益气活血,有助于防止骨质疏松症的发生。

乌鸡粥

【组　成】　大米 100 克,乌鸡 1 只,当归 20 克,葱段、姜片、料酒、食盐各适量。

【制　法】　大米洗净,浸泡;乌鸡去毛,除内脏,洗净。将洗净的葱段、姜片和当归塞入乌鸡的腹腔内,放入锅内,加入料酒、清水,先用大火烧沸,改用小火煲至鸡熟烂。取出乌鸡,撕成细条待用,除骨留鸡汤,放入大米,煮沸后改用小火煲成粥后,再将鸡肉条放入粥内用食盐调味后食用。

【功　效】　乌鸡滋阴益气、补肝益肾、强筋健骨,对预防骨质疏松症有效,尤其对缺铁性贫血骨质疏松症者效果更佳,经常服食则可强身健体。

黄豆芽粥

【组　成】　大米 100 克,黄豆芽 100 克,牛肉丁 50 克,葱白、姜末、食盐各适量。

【制　法】　锅内放入少许植物油,加热后,放入姜末、葱白、牛肉丁和黄豆芽进行爆炒到熟,出锅盛入碗中。锅内加入清水,放入洗净的大米,用大火烧沸,改用小火煲成粥后,放入食盐和豆芽牛肉菜,调匀后则可食用。

【功　效】　黄豆芽富含钙元素,有利于人体补充钙元素,对腰膝酸软、体弱无力的老年人极为有利,经常食用既补钙又补蛋白质,以提高老人抗病能力。

栗子粥

【组　成】　大米 100 克,栗子 100 克,红糖适量。

【制　法】　栗子去壳除膜,洗净,研碎后与洗净的大米一起放入锅内,加入清水,先用大火烧沸,再改用小火煲成烂粥,加入红糖调味食用。

【功　效】　栗子具有可维持骨骼和肌肉的正常运行,有强筋壮骨功效,可预防骨质疏松症的发生,尤其适合腰膝酸软、腿脚不稳、体乏无力、筋骨疼痛的老年人服用。

燕麦粥

【组　成】　燕麦 100 克,豌豆 50 克,红糖适量。

【制　法】　豌豆洗净,研成碎末后与洗净的燕麦一起放入锅内,加入清水,先用大火烧沸,改用小火煲成稠粥,放入红糖调味食用。

【功　效】　燕麦富含钙等无机盐,豌豆除含有钙元素外,还含有维生素,两者合用,既补钙又补充维生素,营养丰富,增强体质,强筋健骨,十分适合老人服用。

羊骨小米粥

【组　成】　小米 100 克,羊脊骨 300 克,葱段、姜片、料酒、食盐各适量。

【制　法】　小米洗净,浸泡。将羊脊骨洗净,切段,沸水焯后,放入锅内,加入姜片、葱段、料酒,加入清水,先用大火烧沸,用小火煮 30 分钟后加入小米,煮成稠粥,加入食盐调味食用。

【功　效】　羊脊骨含有钙元素和骨类黏蛋白等健骨成分,经常食用则强身健骨,可防止骨质疏松症的发生。

杜仲粥

【组　成】　大米 100 克,杜仲 15 克,猪排骨 100 克,姜片、葱白、料酒、食盐各适量。

【制　法】　猪排骨洗净、切段,沸水焯后放入锅内,加入杜仲、姜片、葱白、料酒和清水,先用大火烧沸,改用小火煮 30 分钟,捞出杜仲,放入洗净的大米,再煮成稠粥,加入食盐调味食用。

【功　效】　肾主骨,肝主筋,杜仲补肾益肝,具有强筋壮骨之功效;排骨补钙,两者合用,有助于防止骨质疏松症的发生。

海参粥

【组　成】　大米 100 克,海参 30 克,枸杞子 20 克,红糖适量。

【制　法】　海参洗净,切片;枸杞子除杂,洗净。大米洗净后与海参、枸杞子一起放入锅内,加入清水,先用大火烧沸,改用小火煮成稠粥后,加入红糖调味食用。

【功　效】　海参含有硫酸软骨素,可促进骨骼生长,起到强筋壮骨的作用,经常食用,可防止因筋骨过劳所致的腰膝酸软、关节不畅和骨质疏松症的发生。

金樱子粥

【组　成】　大米 100 克,金樱子 20 克,红糖适量。

【制　法】　金樱子去壳取仁,研碎后放入锅内,加入清水,煎煮 30 分钟,除渣取药液。大米洗净后放入锅内,加入药液和适量清水,先用大火烧沸,改用小火煲成烂粥,加入红糖调味食用。

【功　效】　肝主筋,肾主骨。金樱子可肝肾均补,强筋壮骨,经常食用,可防腰膝冷痛、软弱乏力、尿频尿急等。适合老年人食用。

(二)汤类药膳

鲈鱼鸡蛋汤

【组　成】　鲈鱼 300 克,鸡蛋 1 只,姜片、葱白、料酒、食盐、味精各适量。

【制　法】　鲈鱼洗净、切片,加入姜片、葱白、料酒调匀放入锅内,加入清水大火烧沸,放入打散的鸡蛋,待熟后加入食盐、味精调味后饮汤,吃肉、蛋。

【功　效】　鲈鱼可补肝肾,而肝主筋,肾主骨,可强筋壮骨。适合步态不稳,筋骨不健,腰膝酸软的老年人饮用。

参芪鳝鱼汤

【组　成】　鳝鱼 500 克,党参 30 克,黄芪 20 克,红枣 20 克,当归 10 克,料酒、鸡精各适量。

【制　法】　活鳝鱼放入清水中养 24 小时之后,清除体内异物,切段,除内脏,用沸水焯后,除血渍并冲洗沥干。将鳝鱼与料酒、党参、黄芪、红枣(去核)、当归全部放入锅内,加入清水,先用大火烧沸,改用小火煲至烂熟,加入鸡精调味后饮汤吃肉。

【功　效】　鳝鱼能补虚损,强筋健骨,填精益髓;党参益气生血;红枣补血;当归活血,配黄芪可促进血液循环,增强免疫力。药食合用,益气补血,养血,促进筋强骨壮,防止骨质疏松症。

虾仁豆腐汤

【组　成】　虾仁 50 克,豆腐 300 克,香菇 30 克,食盐、香油、葱花各适量。

【制　法】　虾仁洗净;香菇水发后洗净,撕成丝状。豆腐洗净、切块,与虾仁、香菇一起放入锅内,加入清水,先用大火烧沸,再改用小火煮熟后,加入食盐、葱花、香油调味后食用。

【功　效】　虾仁和豆腐含有较多蛋白质和多种无机盐,对骨骼颇有益处,经常食用,则可强身健体,补脾益肾,强筋壮骨。

三骨汤

【组　成】　猪胫骨 500 克,羊脊骨 500 克,牛排骨 500 克,姜片、料酒、食盐、食醋各适量。

【制　法】　分别将猪胫骨、羊脊骨、牛排骨洗净,切段,放入锅内,加入姜片、料酒和清水,先用大火烧沸,改用小火煲至肉骨分离后,加入食盐、食醋调味后饮汤吃肉。

【功　效】　本汤中三骨均含有较多的钙质,经常饮用补充了营养,又不断增加钙元素,可防止骨质疏松症的发生。

鱿鱼汤

【组　成】　鱿鱼 250 克,芦笋 200 克,香菇 50 克,姜片、葱白、食盐、香油、鸡精各适量。

【制　法】　鱿鱼洗净,切片,焯水;芦笋去皮,洗净,切片;香菇水发,洗净,撕成条状。锅内加入少量植物油,放入姜片、葱白、鱿鱼、芦笋爆炒,加入清水,煮沸后放入香菇,再煮片刻,加入食盐、香油、鸡精调味食用。

【功　效】　鱿鱼含有较多的钙元素，经常食用，可防止钙元素流失从而防止骨质疏松症的发生。

接 骨 汤

【组　成】　接骨木 50 克，猪胫骨 500 克，黑豆 100 克，食盐、香油、食醋各适量。

【制　法】　接骨木洗净，切成饮片，放入砂锅内煎煮 1 小时，去渣留药液。猪胫骨洗净，砸碎，放入锅内，加入食醋、药液和清水及洗净的黑豆，先用大火烧沸，改用小火煲至成乳白色汤汁后，加入食盐、香油服用。

【功　效】　接骨木对筋骨疼痛、骨折均有很好的疗效。猪胫骨含有钙元素，经常食用既补充钙质，又可缓解筋骨疼痛、腰膝冷痛、体乏无力。适合骨折的老年人食用。

海 红 汤

【组　成】　海参 3 只，红豆 50 克，香菇 30 克，姜片、葱白、食盐、香油、鸡精各适量。

【制　法】　香菇去蒂水发洗净，撕成条状；红豆浸泡、洗净，沥干；海参泡软后洗净，切片。锅内加入少量植物油，姜片、葱白和海参片爆炒后加清水、红豆煮至熟烂后加入香菇，煮熟后加入食盐、香油、鸡精调味后食用。

【功　效】　海参含有丰富的钙元素，食用本汤可补充钙，预防老年性骨质疏松症。

羊肉枸杞汤

【组　成】　羊肉 300 克，枸杞子 30 克，鲜山药 50 克，姜片、葱段、食盐各适量。

【制　法】　鲜山药去皮,洗净,切成薄片;枸杞子除杂洗净。锅内注入少量植物油,加入姜片、葱段、洗净的羊肉片和山药进行爆炒后加入枸杞子并加清水煮 30 分钟,加食盐调味后食用。

【功　效】　羊肉营养丰富,枸杞子补肾,山药健脾,而肾主骨,经常食用可强筋壮骨,防止骨质疏松症的发生。

猪蹄汤

【组　成】　猪蹄 500 克,青豆 300 克,姜片、葱白、陈醋、食盐各适量。

【制　法】　猪蹄去毛,洗净,切块。青豆洗净,与猪蹄一起放入锅内,再放入姜片、葱白、陈醋,加入清水,先用大火烧沸,改用小火煲至烂熟,加入食盐调味。饮汤吃肉。

【功　效】　猪蹄和青豆均含有钙元素,经常食用,可补钙,防止骨质疏松症的发生。

消肿汤

【组　成】　猪胫骨 1 000 克,黄豆 250 克,丹参 50 克,桂皮 6 克,姜、食盐各适量。

【制　法】　丹参放入砂锅内煎煮 1 小时,去渣留药液。猪胫骨洗净,砸碎放入锅内,加干姜、桂皮和洗净的黄豆,再加入药液和适量清水,先用大火烧沸,改用小火煲至烂熟,加入食盐调味后饮汤,吃黄豆和肉。

【功　效】　猪骨和黄豆均含钙质,丹参、桂皮、干姜温阳益肾,食药同补,强筋壮骨。适且于骨折后肿痛患者服食。

益母草鸡蛋汤

【组　成】　益母草 30 克,鸡蛋 2 只,红糖适量。

【制　法】　益母草除杂后与鸡蛋放入锅内,加清水煮至鸡蛋熟后,除其蛋壳,放入锅内,再煮片刻,将药液冲红糖碗内,饮汤吃蛋。

【功　效】　益母草活血化瘀,利水消肿,促进内阻型骨折新生,有祛瘀止痛之功效。

鸽蛋汤

【组　成】　鸽蛋 4 只,枸杞子 10 克,黄精 10 克,龙眼肉 10 克,红糖适量。

【制　法】　将枸杞子、黄精、龙眼肉放入锅内,加入清水,煎煮45 分钟后,去除黄精留汤放红糖将鸽蛋打破煮熟后,饮汤,吃蛋、龙眼肉和枸杞子。

【功　效】　枸杞子补肾,黄精滋阴,龙眼肉温阳,鸽蛋营养丰富。食药合用,补肾壮阳,滋阴益气。适用于肝肾阴虚、气血不足骨折患者的康复治疗。

木瓜汤

【组　成】　木瓜 30 克,伸筋草 15 克,羊肉 150 克,姜末、料酒、食盐、香油各适量。

【制　法】　羊肉洗净,切丁后加姜末、料酒调匀。将木瓜和伸筋草放入锅内,加入清水,煎煮 45 分钟后,除药渣,留药液,放入羊肉和适量清水,煮熟后加入食盐、香油调味后食用。

【功　效】　木瓜和伸筋草均有强筋壮骨、利水消肿等功效,适合骨折后肿痛患者饮用。

骨碎补汤

【组　成】　骨碎补 30 克,丹参 30 克,黄豆 100 克,猪胫骨1 000 克,姜片、葱、料酒、食盐各适量。

【制　法】　将骨碎补和丹参除杂后用纱布包扎好;黄豆除杂,

浸泡 1 小时。猪胫骨洗净后,砸碎放入沸水焯后除沫,放入锅中,加入干姜片、葱、料酒、药袋和黄豆,加入清水,共用大火烧沸,改用小火煮至烂熟,取出药袋,用食盐调味后饮汤吃豆。

【功　效】　骨碎补为骨折良药;丹参为活血良药,再配黄豆、猪胫骨均为含钙食品,食药合用,可促进骨折愈合,有利于骨折患者早日康复。

巴戟羊肉汤

【组　成】　巴戟天 30 克,当归 15 克,羊肉 200 克,姜末、葱白、料酒、食盐各适量。

【制　法】　将巴戟天和当归除杂后,用纱布包扎好。羊肉洗净后切丁,加入姜末、葱白、料酒调匀后放入锅内,投入药包,加入清水,用小火慢煮至肉熟,取出药包,加入食盐、葱花调味后饮汤吃肉。

【功　效】　巴戟天壮阳补肾;当归补血;羊肉营养丰富,食药合用则强筋壮骨。适用于气血两亏,肝肾不足型骨折患者服用。

鹿筋汤

【组　成】　鹿筋 50 克,鸡爪 8 只,猪蹄 1 只,枸杞子 15 克,红枣 5 枚,姜片、料酒、食盐、香油各适量。

【制　法】　分别将鹿筋、鸡爪、猪蹄洗净,切段之后放入锅内,加入除杂的枸杞子、红枣(去核)、姜片、料酒和清水,用小火慢炖至肉熟,加入食盐、香油调味之后,饮汤吃肉。

【功　效】　鹿筋壮阳补肾,强筋骨;枸杞子补肾;红枣补血;猪蹄营养丰富。食药合用补肾、补血又壮阳,适合肾阳不足型骨折者后期调养。

鲜藕汤

【组　成】　鲜藕 50 克,红糖适量。

【制　法】　将鲜藕洗净切片,放入锅内,加入清水,用小火慢煮至藕烂为止,加红糖调味,饮汤吃藕。

【功　效】　鲜藕可凉血散瘀,可用于缓解骨折早期局部红肿疼痛。

玫瑰花汤

【组　成】　玫瑰花 10 克,川芎 10 克,当归 10 克,红糖适量。

【制　法】　将川芎、当归放入锅内煎煮 30 分钟后,加入玫瑰花再煮 15 分钟,加入红糖调味后饮汁。

【功　效】　川芎、当归活血化瘀;玫瑰花行气开窍,三者联用则行气止痛,活血消肿。适合骨折局部肿痛者饮用。

酥骨酒

【组　成】　鱼骨 20 克,川芎 50 克,丹参 50 克,红花 15 克,白酒 250 毫升。

【制　法】　鱼骨用油酥炒至黄色后与川芎、丹参、红花共研为末,放入白酒浸泡 7 日后饮用,每次饮适量,连服 15 日。

【功　效】　川芎、丹参、红花均属活血化瘀良药,具有消肿止痛良效。适合骨折后患者饮用或外搽,以利于止痛消肿。

四、药膳调理老年性前列腺增生症

前列腺增生症是 50 岁以上老年男性常见病,多发病。表现为排尿次数增多,排尿不畅,尿流变细,尿有余沥,尿频,尿急,尿痛等多种症状,会给老年人带来诸多的痛苦和不便。若不注意防范,前列腺从增生进一步扩大而变成前列腺肥大,进而压迫尿道,轻者造成尿潴留,小便不通,下腹部疼痛;重者造成尿毒症等危害生命的严重疾病。究其病因,多为生理功能退化性疾病。中医学认为,是肾虚、温热等多因素造成。所以,老年人应从饮食调理入手,提倡戒烟、限酒,少吃或不吃辛辣有刺激性食品,多吃清热解毒,滋阴补肾,利水消肿,清凉除湿的膳食,则可防止前列腺增生症的发生,同时采用药膳调理往往会收到意想不到的效果。

(一)粥类药膳

羊 腰 粥

【组　成】　大米 100 克,枸杞子 30 克,羊腰 1 付,蜂蜜、姜末、料酒各适量。

【制　法】　大米洗净;枸杞子除杂;羊腰去除内白膜,洗净,水焯后,切丁,加入姜末,料酒调匀。锅内加入适量植物油加热后,投入羊腰丁炒香,加入清水,放入大米、枸杞子煮成稠粥,加入蜂蜜调味食用。

【功　效】　羊腰、枸杞子均补肾益精,补虚壮阳。适用于老年人肾虚所致尿频、尿急、夜间尿多,小腹疼痛,腰膝酸软等症。

肉苁蓉粥

【组　成】　大米 100 克,肉苁蓉 15 克,田鸡腿 50 克,食盐、味精各适量。

【制　法】　肉苁蓉洗净、切片,放入锅内煎煮 45 分钟,除渣留药液。分别将大米和田鸡腿洗净,放入锅内,放入药液和适量清水,先用大火烧沸,再改用小火煮成稠粥,加入食盐、味精调味后食用。

【功　效】　肉苁蓉补肾益精。适用于肾虚所致畏寒怕冷,下腹疼痛,尿流变细,尿有余沥等症。

韭菜子粥

【组　成】　大米100克,韭菜子20克,蜂蜜适量。

【制　法】　韭菜子洗净,烘干,研成细粉。大米洗净,放入锅内,加入清水,先用大火烧沸,再加入韭菜子粉煮成稠粥,加入蜂蜜调味后食用。

【功　效】　韭菜子具有补肾益精,缩尿固精之功效,适合多尿的老年人服食。

海金沙粥

【组　成】　大米100克,海金沙15克,蜂蜜适量。

【制　法】　海金沙洗净,放入锅内,加入清水,煎煮45分钟,捞出药渣,留药液。大米洗净后放入锅内,加入药液,补充适量清水,先用大火烧沸,再改用小火煲成稠粥,加入蜂蜜调味食用。

【功　效】　海金沙清热解毒,除湿消肿,可缓解排尿困难或疼痛。适用于前列腺增生所致的排尿不畅,排尿疼痛等症。

参贝粥

【组　成】　大米100克,海参50克,干贝20克,蜂蜜适量。

【制　法】　海参洗净,浸泡,切丁;干贝洗净,浸泡。大米洗净后与海参丁、干贝一起放入锅内,加入清水,先用大火烧沸,再改用小火煲成稠粥,加入蜂蜜调味食用。

【功　效】　海参、干贝滋阴补肾,补虚填精。适合阴虚肾亏所致的尿频、尿急、余沥不净的老人服用。

高粱银耳粥

【组　成】　青高粱米100克,银耳20克,蜂蜜适量。

【制　法】　青高粱米除杂、浸泡,洗净。银耳水发后洗净,撕碎与青高粱米一起放入锅内,加入清水,先用大火烧沸,改用小火煲成稠粥,加入蜂蜜调味食用。

【功　效】　青高粱米滋阴益肾;银耳具有滋阴软坚之功效,两者合用补肾壮阳,软坚消肿,可用于小便困难,小腹坠胀,尿有余沥,难以排出,且量少而排尿难尽,精神疲乏,体虚的老年患者服食。

(二)汤类药膳

猪腰杜仲汤

【组　成】　猪腰1付,杜仲30克,料酒、鸡精、食盐各适量。

【制　法】　猪腰去筋膜,剔臊腺,沸水焯后除异味,沥干,切丁,加入料酒调匀。杜仲洗净后放入锅内,加入清水,煎煮45分钟后捞出药渣,留药液,放入猪腰丁煮熟,加入食盐、鸡精调味饮汤吃猪腰。

【功　效】　杜仲补肾益精;猪腰滋阴补肾,两者合用则滋阴补肾。适合腰膝酸软,小腹疼痛,小便不畅,尿有余沥的老年人服用。

金鸡汤

【组　成】　金樱子根20克,芡实30克,母鸡1只,姜片、葱段、料酒、食盐、鸡精各适量。

【制　法】　金樱子根洗净,切成饮片;芡实洗净。母鸡宰杀除毛,取出内脏洗净后,将金樱子根、芡实一起塞入鸡腹内,整鸡放入砂锅内,加入姜片、葱段和料酒,加入适量清水,隔水炖3小时,待鸡烂熟后加入食盐、鸡精调味饮汤吃鸡。

【功　效】　金樱子根有收敛缩尿作用;芡实具有补肾益精作用。两药合用,适合尿频,尿急、遗尿等症的老年人服用。

蛤蜊牛膝汤

【组　成】　蛤蜊肉 250 克，鲜益母草 300 克，牛膝 20 克，姜末、料酒、食盐、鸡精、香油各适量。

【制　法】　蛤蜊肉洗净后沥干，加入姜末和料酒调匀。将益母草和牛膝洗净后放入锅内，加入清水，煎煮 45 分钟过滤除药渣留药液，烧沸投入蛤蜊肉，煮熟后放入食盐、鸡精和香油调味食用。

【功　效】　牛膝补肾；益母草活血；蛤蜊滋阴，三者合用则益肾强筋，活血消肿。适合肾阴虚所致的下肢胀痛，尿频、尿急、排尿不畅，咽干口燥，腰膝酸软症患者食用。

雄鸭汤

【组　成】　青头雄鸭 1 只，党参 30 克，黄芪 20 克，升麻 15 克，柴胡 15 克，姜片、食盐、味精、香油、料酒各适量。

【制　法】　将鸭宰杀，除毛，去内脏洗净，将洗净的党参、黄芪、升麻、柴胡、姜片塞入腹腔内，整只雄鸭放入砂锅内，加入料酒和清水，隔水炖 3 小时，待鸭烂熟后，加入食盐、味精、香油调味后饮汤吃肉。

【功　效】　雄鸭滋阴益肾；党参和黄芪补中益气，升麻提气；柴胡清热消肿。药食联用则补中提气，滋阴益肾，清热消肿。适合肾气虚陷，小腹坠胀，小便困难，排而不净，尿流细长，气短，气色不佳等症患者食用。

田螺汤

【组　成】　田螺 300 克，车前子 30 克，益母草苗 125 克，木香 10 克，姜片、食盐各适量。

【制　法】　将田螺去除尖尾，洗净；益母草洗净，与车前子、木香用纱布包好，与田螺、姜片一起放入锅内煮熟后，取出药包加入食盐调味,饮汤吃肉。

【功　效】　田螺滋阴益肾;车前子清热利水;益母草活血;木香开窍益气,食药同用,清热消炎,利水消肿,活血行气,开窍通畅。适合尿急不畅,尿赤,排尿灼热,疼痛等症患者服用。

荸荠汁

【组　成】　带皮荸荠 150 克,蜂蜜适量。

【制　法】　将带皮的荸荠除泥洗净,压榨后除渣留汁,荸荠汁加适量温开水,用蜂蜜调匀调味饮汁。

【功　效】　清热,利水、除湿之功效。适合尿赤、尿频而难排出,且有灼热,疼痛的患者服用。

狗肉汤

【组　成】　狗肉 500 克,橘皮 20 克,生姜、花椒、料酒、食盐各适量。

【制　法】　狗肉洗净,切块放入锅内,加入橘皮、生姜、花椒、料酒及适量清水,先用大火烧沸,改用小火煲至肉烂熟后,加入食盐调味后饮汤吃肉。

【功　效】　狗肉补肾壮阳,生姜及花椒均属温阳佳品,橘皮行气开窍,食药同用则补肾温阳,行气开窍。适合肾阳虚弱,体弱乏无,排尿无力,排而不净,尿有余沥,面色㿠白,腰膝软弱,手足怕冷,牙齿松动症患者服用。

荔爵汤

【组　成】　荔枝核 15 克,鲜爵床草 100 克,小茴香 6 克,猪瘦肉 100 克,姜片、料酒、食盐、香油各适量。

【制　法】　将鲜爵床草洗净后,放入锅内,加入清水,煎煮 45分钟,除渣留药液。猪瘦肉洗净,切片,加料酒,调匀。将洗净的荔枝核、小茴香和瘦肉片、姜片放锅内，加入药液，补充适量清水，煮熟后，加入食盐、香油调味食用。

【功　效】　鲜爵床草清热利水，解毒消肿，荔枝核和小茴香则开窍又止痛。适合小便淋漓，下肢坠痛有肿胀者服用。

五、药膳调理女性更年期综合征

妇女更年期是指 45～50 岁女性月经时有时无，欲绝未断，忽多忽少，是每一个妇女必须经历的一段生理过程。妇女更年期是由于卵巢功能退化，导致内分泌失调、自主神经功能紊乱所产生的一系列的症候群，如潮热、潮红、出汗、气短、头晕、眼花、抑郁、失眠、急躁、不安、心烦、易怒、喜怒无常、无端哭笑、大量出血等诸多症状。轻则异常情态，重则危害生命。为此，每个妇女都应该认真对待，不可马虎。应仔细观察，科学调理，顺利平安度过更年期这一关。必须从以下几方面入手，关心更年期健康。

1. 贫血的饮食调理

更年期妇女因为没有规律的经期出血而引起失血过多，造成贫血，因此必须补充铁元素，多吃含铁质及维生素 B_{12}、叶酸之类的食物，如动物肝脏，尤其是猪肝是补充铁质、维生素的保健佳品，在补铁的同时，最好也补充动物蛋白质，因为动物蛋白质除含有人体必需的氨基酸外，还含有维生素 B_{12}，有利于造血功能的恢复。

更年期妇女应多吃山楂、红枣、西红柿、胡萝卜等果蔬食品，因为它们含有铁元素、叶酸、β胡萝卜素、维生素等物质，对治疗贫血有辅助作用。维生素 A、维生素 C 能有效促进铁质的吸收而增强机体的造血功能，如民间常用红枣、桂圆、红豆加工而成的八宝饭食品进行防治贫血症，可收到满意的疗效。

2. 药膳调理减肥

停经后的妇女往往出现肥胖和胆固醇增高而引发动脉硬化

症,给生活带来痛苦,严重则危害生命。应当按期检查体重和胆固醇,超重者或胆固醇超标者应从饮食入手,多吃粗粮、蔬菜、水果,不吃肥肉、动物油及煎、炸、烧、烤、炒的食品,具体讲,饮食上应注意以下几点:

首先应控制体重,主食宜粗不宜精,要多吃各种粗粮,品种多样交替食用,如玉米、糙米、燕麦、荞麦轮换吃,少吃精米、精面粉。主食限量,每餐七分饱,不吃白糖、点心和零食,防止发胖。其次,提倡蔬菜、水果为主,不吃动物内脏和肥肉,少吃瘦肉。

蔬菜和水果均为碱性食品,内含大量的水分、膳食纤维、多种维生素和无机盐,既补充了热能和营养素,又促进新陈代谢,使体内脂肪排出体外,利于减肥,防止超重。

不吃动物内脏和肥肉,则从源头切断胆固醇的来源,防止胆固醇的超高而引发动脉硬化症的发生;少吃些瘦肉则可防止吃素而造成的胆固醇过低引发免疫力下降,给健康带来危害。

提倡经常使用植物油、混合油,不要单纯使用动物油烹调食品,因为单纯使用动物油可使胆固醇升高,而橄榄油、茶油、豆油、玉米油等植物油为不饱和脂肪酸,不会造成胆固醇升高。最适宜的是植物油和动物油以 7:3 搭配使用,这样既胆固醇升高,又不会造成有利于人体健康。

3. 饮食调理,保护自主神经系统功能

有的停经后妇女,会出现水肿、头晕、眼花、脸色苍白,全身无力等症状,这些多是因为自主神经系统功能紊乱造成,应多吃含有B族维生素的栗子、莲子、香菇、糯米等食物,可有效维护自主神经系统的健康。

另一方面,应禁吃辛辣的葱、姜、蒜、辣椒、胡椒及其他有刺激性的食品,应戒酒,戒烟,不喝浓茶、咖啡或可可等具有刺激作用的食物,以保护自主神经系统免受不良刺激,顺利平安度过更年期。

中医学认为,潮热、潮红、心烦、不安、抑郁、失眠,喜怒无常,无

端哭笑均为心肝失养,阴阳失调所造成,应辨证施治,合理调养,如心肝失养者应柔肝安神,阴阳失衡则应平衡阴阳调节冲任,诸症得解。中医临床常分为肾阳虚型和阴阳两虚型,在中医辨证施治理论指导下采用药膳调理可收到良效。

西医学认为,更年期由于生理功能退化,自主神经系统紊乱,往往会出现经期大出血后而造成的贫血、肥胖和自主神经功能紊乱等症。可从饮食入手,采用药膳加以调理。

(一)粥类药膳

麦冬粥

【组　成】　糯米 100 克,麦冬 15 克,菊花 12 克,红糖适量。

【制　法】　将麦冬和菊花放入锅内,加入清水煎煮 45 分钟,除渣留药液。糯米洗净,放入锅内,加入药液和适量清水,先用大火烧沸,改用小火煎成稠粥,加入红糖调味食用。

【功　效】　麦冬滋阴,菊花平肝,两者合用滋阴补肾、柔肝养目。适用于肾阳虚所致头晕、眼花、心烦、易怒、潮热、盗汗、口干、便结、失眠、多梦、耳鸣等症。

鹿角胶粥

【组　成】　糯米 100 克,鹿角胶 9 克,枸杞子 15 克,红糖适量。

【制　法】　鹿角胶研碎。糯米洗净后与洗净的枸杞子放入锅内,加入清水,先用大火烧沸,改用小火煲成稠粥后,将鹿角胶和红糖放入粥内,再煮片刻后食用。

【功　效】　鹿角胶壮阳;枸杞子补肾,两者合用补肾壮阳。适用于老年妇女肾阳虚所致的面浮肿胀,面色晦暗,精神不振,畏寒怕冷,腰膝酸软,体乏无力,纳呆腹胀,大便溏薄,尿频、尿急等症。

巴知粥

【组　成】　大米 100 克,巴戟天 9 克,知母 6 克,红糖适量。

【制　法】　将巴戟天和知母放入锅内,加入清水,煎煮 45 分钟,除渣留药液。将大米洗净,放入锅内,加入清水和药液,先用大火烧沸,再改用小火煲成稠粥,加红糖调味后食用。

【功　效】　巴戟天具有助阳功效,可防阳气暴脱;知母则滋阴补肾,两药合用可防阴阳失衡。适合阴阳两虚引发的头晕、心烦、不安,潮热等症的老年妇女食用。

荷叶粥

【组　成】　大米 100 克,荷叶 3 张 ,枸杞子 15 克,红糖适量。

【制　法】　将荷叶洗净,放入锅内,加入清水,煎煮 45 分钟,除叶留液。将洗净的大米和枸杞子放入锅内,加入荷叶液及适量清水,先用大火烧沸,改用小火煲成稠粥,加入红糖调味食用。

【功　效】　荷叶清热利湿;枸杞子补肾明目,两者合用可清肝补肾明目。适用于肾阳虚所致暑湿溏薄,水气水肿,头晕眼花,出血,崩漏等女性更年期综合征。

三七粥

【组　成】　粳米 100 克,三七粉 3 克,红枣 5 枚,红糖适量。

【制　法】　将红枣去核,洗净与洗净的粳米放锅内,加入清水,先用大火烧沸,再改用小火煲成稠粥,加入三七粉及红糖调匀后食用。

【功　效】　三七粉活血止血;红枣补血,两者合用,既可治崩漏下血,又可防失血过多之症。适合崩漏出血的更年期妇女食用。

桑葚粥

【组　成】　糯米 100 克,桑葚 20 克,红糖适量。

【制　法】　糯米洗净,与洗净的桑葚一起放入锅内,加入清水,先用大火烧沸,再改用小火煲成粥,加入红糖调味后食用。

【功　效】　桑葚富含氨基酸、维生素,具有补血和保护自主神经系统功能的作用。适合更年期大量出血后引发贫血、心烦、不安的老年妇女食用。

冬瓜粥

【组　成】　新鲜带皮冬瓜 100 克,粳米 100,克,红糖适量。

【制　法】　将鲜冬瓜洗净、切块,与洗净的粳米放入锅内,加入清水,先用大火烧沸,再改用小火煲成稠粥,加入红糖调味后食用。

【功　效】　新鲜带皮冬瓜具有清热除烦,利水消肿之功效。适用于更年期妇女肾阳虚所致的面浮肢肿,大便溏薄,脘腹痞满,肢体困重,小便赤短,身热出汗,水湿内停,肥胖过度等症。

桂圆粥

【组　成】　粳米 100 克,桂圆肉 30 克,红枣 10 枚,红糖适量。

【制　法】　红枣去核,洗净;桂圆肉洗净。将粳米洗净后与红枣、桂圆肉一起放入锅内,加入清水,先用大火烧沸,改用小火煲成稠粥,加入红糖调味后食用。

【功　效】　桂圆肉助阳补肾;红枣补血益气,两者合用则补肾养血。适用于阳虚型更年期所致的面色晦暗,体弱无力,腹胀腹泻,白带稀多等症。

红花粥

【组　成】　糯米100克,红花10克,当归10克,红糖适量。

【制　法】　将红花和当归放入锅内,加入1000毫升清水,煎煮45分钟,除渣留药液。糯米洗净后放入锅内,加入药液和适量清水,先用大火烧沸,改用小火煲成稠粥,加入红糖调味后食用。

【功　效】　红花活血,散瘀止痛;当归为妇科良药,专治闭经、痛经诸症。两者合用,适用于阴虚型更年期所致的虚寒腹痛,闭经疼痛,肠燥便结,潮热盗汗,失眠多梦,头晕耳鸣等症。

双米粥

【组　成】　小米100克,糯米50克,红糖适量。

【制　法】　将两米洗净后放入锅内,加入清水,先用大火烧沸,再改用小火煲成稠粥,加入红糖调味后食用。

【功　效】　小米和糯米含有丰富的维生素,有利于维护自主神经系统功能的完整性;红糖含有较多的铁元素,有利于补充铁质,防止缺铁性贫血。二者联用补血益气,适合更年期女性体弱者服食。

(二)汤类药膳

猪腰鹿茸汤

【组　成】　猪腰2只,鹿茸10克,枸杞子25克,姜末、料酒、食盐各适量。

【制　法】　将猪腰除筋膜,去臊腺,洗净,切片,加入姜末和料酒,调匀腌制片刻,与洗净的枸杞子放入锅内,加入清水煮熟后,加入食盐调味,将汤冲入加工成粉末的鹿茸粉内,饮汤、吃猪腰及枸杞子。

【功　效】　鹿茸壮阳,枸杞子补肾,两者合用则补肾助阳。适用于阳虚型更年期综合征所致头晕、眼花、耳鸣、疲倦乏力,面色晦暗,畏寒怕怜,白带稀淡,腰膝酸软等症。

鸭　汤

【组　成】　鸭子1只,冬虫夏草12克,淮山药20克,姜片、料酒、食盐各适量。

【制　法】　将鸭子宰杀、除毛,去内脏,切块,沸水焯后,放入锅内,加入清水、洗净的冬虫夏草、淮山药、姜片和料酒,先用大火烧沸,再改用小火煲至鸭烂熟后加入食盐调味。饮汤吃肉。

【功　效】　冬虫夏草滋阴补肾;淮山药益气。适用于肾阴不足所致的健忘,失眠,头晕、眼花、耳鸣、口干,咽燥,面色晦暗,心烦,易躁等症。

鸡　汤

【组　成】　鸡脯肉200克,黄芪20克,党参10克,姜片、料酒、食盐各适量。

【制　法】　鸡脯肉洗净、切块,用沸水焯后,与洗净的黄芪、党参、姜片一起放锅内,加入清水和料酒,先用大火烧沸,再改用小火将鸡肉煲熟烂,加食盐调味,吃肉饮汤。

【功　效】　黄芪补气,党参补血,鸡脯肉营养丰富,三者联用,补充营养,补气又补血。适合更年期体弱患者服用。尤其对食少、纳呆、面色少华、精神萎靡、疲倦乏力、懒言气短、时而自汗者更为适用。

羊肉面汤

【组　成】　面粉200克,羊肉100克,锁阳6克,肉苁蓉6克,葱白、姜末、料酒、食盐、味精各适量。

【制　法】　羊肉洗净,切片,加入姜末、料酒腌制;锁阳和肉苁蓉放入锅内煎煮45分钟,除药渣,将药液加入面粉内,调成面团,加工成面条。锅内放入少量植物油,加热后加葱白和腌制羊肉片爆炒后加入清水烧沸,放入面条,煮熟后加入食盐、味精调味食用。

【功　效】　锁阳和肉苁蓉均为补阳佳品,配用羊肉补充蛋白质等营养成分,可助阳补肾。适合肾阳虚型妇女更年期食用,尤其对手足均冷,尿多色白,腰膝冷痛,便秘无力,排便困难症者更为有效。

排骨荷叶汤

【组　成】　猪排骨300克,荷叶50克,枸杞子20克,姜片、料酒、食盐各适量。

【制　法】　排骨洗净,切段,沸水焯除其沫,放入姜片、料酒腌片刻。将洗净的荷叶、枸杞子与排骨放入锅内,加入清水,先用大火烧沸,再改用小火煲至排骨烂熟,去除荷叶加入食盐调味饮汤吃肉。

【功　效】　荷叶清热,利湿,消肿;枸杞子补肾明目;排骨补充蛋白质等营养素。食药合用则滋阴、补肾、明目。适合眩晕,眼花,精神不振,面浮肢肿,崩漏,便血之症的更年期妇女食用。

花生红枣汤

【组　成】　带衣花生仁100克,红枣30克,红糖适量。

【制　法】　将红枣去核,洗净,与洗净的带衣花生仁一起放入锅内,加入清水,先用大火烧沸,改用小火煲至烂熟,加入红糖调味食用。

【功　效】　花生衣有止血作用;红枣则为补血、造血佳品;红糖含有铁元素。三者合用则为止血、补血、造血的保健佳品,尤其适合出血过多,崩漏造成贫血的更年期妇女服用。

猪 心 汤

【组　成】　猪心 1 只，当归 10 克，党参 30 克，枸杞子 30 克，姜片、食盐、鸡精、料酒各适量。

【制　法】　猪心切开，去除筋膜，洗净之后，加入食盐。将洗净的当归、党参、枸杞子塞入猪心内，用纱线扎紧，放入砂锅内，加入适量清水及姜片和料酒，先用大火烧沸，再改用小火煲至烂熟后，加入鸡精调味，取出猪心，除去药渣，切片加作料，饮汤吃猪心片。

【功　效】　当归补血，党参补气，枸杞子补肾明目。三者联用则补血、补气又补肾。适用于气血双亏肾虚所致心悸、健忘、失眠、多梦、自汗、气短、疲倦、乏力症。

鸡 蛋 汤

【组　成】　鸡蛋 2 只，益母草 30 克，食盐、味精各适量。

【制　法】　将益母草放入锅内，加入清水，煎煮 45 分钟，捞出药渣，留药液于锅内，再次加热烧沸后，放入打散鸡蛋，待蛋花浮出汤面，加入食盐、味精调味后食用。

【功　效】　益母草活血、利水、消肿，为妇科良药。鸡蛋营养丰富，药食合用则活血化瘀，养心安神。适用于气滞血瘀所致的月经失调，经量时多时少，血瘀而痛者。

鸡 冠 花 汤

【组　成】　鸡冠花 15 克，大蓟 15 克，猪瘦肉 200 克，姜末、葱花、料酒、食盐各适量。

【制　法】　将鸡冠花和大蓟洗净之后，放入锅内，加入清水，煎煮 45 分钟，捞出药渣留药液。猪瘦肉洗净、切片，加入姜末、葱花、料酒调匀后，投入药液内煮熟，加入食盐调味后食用。

【功　效】　鸡冠花为止血良药;大蓟则凉血,两者合用,凉血止血,善治下血。适合更年期崩血、漏血及血淋带下者。

(三)菜类药膳

玫瑰花炒羊心

【组　成】　羊心 1 只,羊肉 100 克,鲜淮山药 100 克,玫瑰花 50 克,姜、葱白、蛋清、料酒、食盐各适量。

【制　法】　将羊心切开,除去筋膜,切片,洗净,与洗净的羊肉片混合后放入蛋清、料酒、姜末腌制;玫瑰花去蒂撕瓣后浸泡 2 小时待用;鲜淮山药去皮,洗净,切片待用。锅内加入适量植物油,烧至六成热时,加入姜片、葱白爆香后,投入羊心、羊肉和淮山药炒熟,加入玫瑰花再炒片刻,待熟后加入食盐即可食用。

【功　效】　本道菜中以心补心;玫瑰花芳香开窍,解郁宽气;淮山药健脾,可治遗尿,食药合用补心益心,开窍解郁又除烦。适用于抑郁、心烦、心悸、急躁、易怒的更年期综合征。

百合炒丝瓜

【组　成】　百合 30 克,丝瓜 300 克,姜片、葱白、食盐各适量。

【制　法】　百合浸泡 12 小时后除杂,洗净;丝瓜去皮,洗净,切片。锅内注入适量植物油,加热后投入姜片、葱白爆香后放入百合、丝瓜片炒熟,加入食盐调味即可食用。

【功　效】　百合滋阴;丝瓜生津止渴,两者合用则滋阴解渴。适合阴虚所致的口干、便秘、尿少而黄,潮热、自汗、心烦、不安之症的更年期妇女食用。

双花炒肉片

【组　成】　鲜菊花 100 克,鲜荷花 100 克,猪瘦肉 100 克,姜、葱白、料酒、食盐各适量。

【制　法】　分别将菊花和荷花去蒂洗净，撕瓣；猪瘦肉洗净，切片，加入姜末、料酒腌制片刻。锅内注入适量植物油，加热投入姜片，葱白爆香，投入肉片炒熟后，放入食盐和菊花、荷花再炒片刻则可食用。

【功　效】　荷花清热除湿，菊花清心明目，再配营养丰富的瘦肉则利湿消肿，可清肾阳。适用于头晕、目眩，面浮肢肿，出血，崩漏等更年期综合征。

羊肉炒冬瓜

【组　成】　羊肉300克，冬瓜200克，姜、葱等调味品各适量。

【制　法】　将羊肉洗净，切片加姜末、料酒调匀腌制；冬瓜除皮洗净，切片。锅内放适量植物油，加热后投姜片、葱白爆香后放入羊肉和冬瓜翻炒至熟，加入食盐等作料调味后食用。

【功　效】　羊肉助阳，冬瓜有利水、消肿、去淋之功效。两者合用，适合于肾阳虚所致面色晦暗，精神不振，纳呆腹胀，面浮肢肿，小便短涩的更年期妇女食用。

干贝炒菠菜

【组　成】　干贝30克，虾仁30克，菠菜300克，葱花、姜末等调味品各适量。

【制　法】　干贝浸泡，洗净切丁；虾仁浸泡后洗净，切丁；菠菜洗净，留根切段。锅内放入适量植物油，加热投入姜末、葱白爆香后，加入干贝、虾仁、菠菜进行翻炒，熟后加食盐、鸡精等调味则可食用。

【功　效】　干贝和虾仁均补肾，养血固精；菠菜含有较多的铁元素。三者合用则补肾、补血、养血。适合更年期失血过多的妇女食用，以利于贫血的康复。

六、药膳调理失眠

失眠是指难以入睡或睡而不实。表现为难睡、易醒、惊醒、多梦、游梦、噩梦、尿多、白天嗜睡、夜晚不睡等多种症状。轻者入睡困难，影响生活、工作和学习，重者彻夜不眠、精神不振、身体疲劳、体力下降、损害健康，如不及时调理则可危及生命。

要想睡得好，就得有一个好环境。为此，必须注意以下几点：

其一：应该保持卧室清洁卫生，空气流通，不可有异味和刺激性气味，应该保留舒心的芳香味，引人尽快进入梦乡，睡个安稳之觉。

其二：卧室光线应相对昏暗，不可过亮，更不能强烈刺眼，因为人们自古以来都是在黑夜中睡眠，条件反射造成日落而睡，日出而醒，若反其道，则必影响睡眠。所以，关灯睡觉可使人很快进入梦乡，确保睡眠质量，必要时卧室采用深色窗帘。

其三：卧室应保持安静，不得有杂音，更不能有噪声及宠物、老鼠、蚊子之类发出的声音，均会影响睡眠，尤其是失眠者，更不能有任何干扰的杂音。因为进入睡意或初睡时，被杂音吵醒之后，往往会造成彻夜难眠，所以环境的安静非常重要，夜间安静才能睡得香、睡得好。

其四：卧室的温度应适宜，过高或过低均会影响睡眠。冬天太冷不能入睡，夏天过热也不能入睡。当今人们生活水平高，大多数居室都有空调，但不可把室温调得过热或过凉，应当适中，一般保持在 20℃～28℃之间，老年人则要根据自己身体状况选择最佳温度，保证睡得好。

其五：卧室的湿度应适宜，尤其是皮肤干燥、皮肤瘙痒的老人更须注意。若空气干燥，使皮肤失去水分，会引发干裂或瘙痒，使人难入睡，必要时可配一台加湿器，防止室内空气过于干燥而影响睡眠。

其六：睡前洗澡是当今社会的生活习惯。但睡前洗澡的水温应当适中，过热血液循环加快，精神兴奋，难以快速入睡；过冷则血管收缩，冷得发抖，也难以入眠。所以水温应适中，轻松进入睡梦之中。

睡眠是每个人、每天都必须经历的过程，占用人生1/3的时间。睡眠好，一觉睡到天亮，醒来时轻松愉快，可以帮助人们消除疲劳、恢复体力，增强免疫力，对促进生长延缓衰老均有益处。若睡眠不好，彻夜难眠，起床后则精神不振，全身乏力，生活乏味，工作无力，学习不集中，记忆力减退，轻则影响生活质量，重则影响身体健康。所以，睡眠的好坏对每一个人来说都非常重要，对老年人更为重要，更应该关注自己的睡眠，应该放宽心态，正确对待。中医学认为，失眠者多为心神不定所致，中医将失眠分为心脾两虚，心肾不交，心忧痰热、心火亢盛、心肝火郁、心肾不和六型。所以老年人失眠时，应在中医指导下，常食养心安神食材和药膳进行调理，一般均会取得满意的效果，让您轻松进入正常的睡眠之中，帮您延年益寿，安度晚年。现将有关的药膳介绍如下，供读者选用。

（一）粥类药膳

芦荟红枣粥

【组　成】　大米100克，芦荟30克，红枣20枚，红糖适量。

【制　法】　将芦荟去除边刺、洗净、切片，红枣去核、洗净。大米洗净之后与芦荟、红枣放入锅内，加入清水，先用大火烧沸，再改用小火煲成稠粥，加入红糖调味食用。

【功　效】　芦荟入心、脾、肝经，可清心解热，除烦，解肝火；红枣则为脾之果，可治脾之病，两者合用，即清心除烦，又治脾病。适合心脾两虚所致的易醒、多梦、心悸、健忘乏力者饮用。

牛奶小米粥

【组　成】　小米 100 克，牛奶 100 毫升，红糖适量。

【制　法】　小米洗净之后放入锅内，加入清水，先用大火烧沸，再改用小火煲成稠粥，加入牛奶及红糖，再煮沸后食用。

【功　效】　牛奶有很好的镇静安眠作用，能抑制神经兴奋功能；小米则健脾补虚。两者合用，可静心安神，对心虚烦躁所致的失眠有良效。

荔枝粥

【组　成】　大米 100 克，荔枝 50 克，黑芝麻 20 克，红糖适量。

【制　法】　将荔枝去壳，除核，洗净；黑芝麻除杂，洗净。大米洗净与荔枝、芝麻一起放入锅内，加入清水，先用大火烧沸，再改用小火煲成稠粥，加入红糖调味后食用。

【功　效】　荔枝具有健脾益气、养心安神之功效，而黑芝麻补肝润五脏，两者合用则补脾养心安神。适宜心肾不和所致的腹腔胀满，脘腹胀痛，恶心呕吐，难以入睡，夜卧不宁者服食。

枣仁粥

【组　成】　大米 100 克，酸枣仁 50 克，红糖适量。

【制　法】　将酸枣仁洗净后，放入砂锅内，加入清水，煎煮 45 分钟，除渣留药液。大米洗净放入药液，补充适量清水，先用大火烧沸，再改用小火煲成稠粥，加入红糖调味后食用。

【功　效】　酸枣仁为宁心安神良药。适宜心虚烦躁，体虚自汗，咽干口渴，心烦难眠，记忆力下降者服食。

鲜莲粥

【组　成】　大米 100 克，鲜嫩莲子 50 克，红糖适量。

【制　法】　将鲜嫩莲子去心洗净,与洗净的大米一起放入锅内,加入清水,先用大火烧沸,再改用小火煲成稠粥,加入红糖调味后食用。

【功　效】　嫩莲子具有镇静安神之功效,既可清心益智,又能增强记忆力,舒畅情绪。适合心烦、健忘、心神不宁、难以入寐者服食。

燕麦杏仁粥

【组　成】　大米 100 克,燕麦 20 克,杏仁 10 克,红糖适量。

【制　法】　将杏仁洗净,研碎。将大米和燕麦分别洗净后,与杏仁一起放入锅内,加入清水,先用大火烧沸,再改用小火煲成稠粥,加入红糖调味后食用。

【功　效】　燕麦含有膳食纤维,具有良好的通便作用;杏仁具有祛痰镇咳作用。两者合用,适合因大便干燥或夜间咳嗽所致难以入睡者食用。

玫瑰花粥

【组　成】　大米 100 克,鲜玫瑰花瓣 10 片,红糖适量。

【制　法】　将大米洗净,放入锅内,加入清水,先用大火烧沸,再改用小火煲成稠粥,加入洗净的鲜玫瑰花片和红糖调匀后,再煮片刻则可食用。

【功　效】　鲜玫瑰花具有清香开窍、解郁之功效,可解肝火郁结。心烦,健忘,难以入眠,夜寐易醒者饮用,可引导睡眠,促进睡眠安稳,提高睡眠质量。

茯苓粥

【组　成】　大米 100 克,白茯苓 20 克,红糖适量。

【制　法】　将白茯苓除杂研成粉末。大米洗净放入锅内煮成稠粥,加入白茯苓和红糖调匀再煮片刻即成。

【功　效】　茯苓具有宁心安神,补脾益肾的功效。适合心脾虚所致的易醒、多梦、心烦、健忘、难眠者食用。

(二)汤类药膳

猪心芹菜汤

【组　成】　猪心1只,芹菜100克,姜末、葱白等调味品各适量。

【制　法】　将猪心切开,除去血块,洗净后用沸水略焯,切片加姜末、料酒调匀腌制待用。锅内放适量植物油,加热后加入葱白和洗净的芹菜段爆香加入清水,煮沸时投入猪心片,待熟后加入食盐、鸡精调味食用。

【功　效】　中医学认为,以形补形,则以心补心,适用于心悸、心闷、心烦诸症。近代营养研究表明,猪心含有蛋白质、维生素、无机盐等活性物质,可补充营养,提高心肌的活力。适合心悸、失眠者食用。

猪肝灵芝汤

【组　成】　猪肝150克,灵芝30克,蛋清、食盐、鸡精、香油、葱花各适量。

【制　法】　灵芝洗净浸泡切片后放入砂锅内煎煮45分钟,除渣留药液;猪肝洗净后切片,加入蛋清调匀。将药液转入锅内,加热待沸时加入猪肝片煮熟后,加入食盐、鸡精、香油、葱花调味后食用。

【功　效】　猪肝养心明目;灵芝则镇静安神。两者合用适合心肝郁结、急躁、易怒、口苦、口干、便秘、尿赤,难以入睡等症者食用。

合 欢 汤

【组 成】 合欢花 10 克,黄花菜 20 克,豆腐 1 块,香油等调味品各适量。

【制 法】 将黄花菜洗净,浸泡后用沸水焯,挤除水分备用;合欢花洗净。锅内注入适量植物油,放入姜片、葱白和黄花菜爆香,加入清水,煮沸时放入合欢花和豆腐,熟后加入食盐、鸡精、香油、葱花调味食用。

【功 效】 黄花菜补肝益血,解郁除烦,安神明目;合欢花芳香开窍,解胸闷,健忘,失眠和神经衰弱等症。两者合用,适用于老年人心烦,郁闷,失眠、疲劳、乏力、头昏、眼花等症。

核 桃 汤

【组 成】 核桃仁 30 克,莲子 30 克,红枣 20 枚,红糖适量。

【制 法】 将莲子去心,红枣除核,洗净之后与洗净的核桃仁一起放入炖盅内,隔水炖 1 小时以上,加入红糖调味食用。

【功 效】 核桃仁补肾润肠,莲子养心补肝,红枣补脾益气。三者合用则补肝益肾,健脾益气。适合心肾气虚所致的神经衰弱,失眠多梦,记忆力下降等症,也可供久病体虚者食用。

甲鱼红枣汤

【组 成】 甲鱼 1 只,红枣 25 枚,姜片、葱段等调味品各适量。

【制 法】 杀甲鱼,除去内脏,洗净、切块,与洗净除核的红枣一起放入锅内,加入清水,放姜片、葱段、料酒,先用大火烧沸,再改用小火煲至烂熟,加入食盐和香油调味后饮汤吃肉。

【功 效】 甲鱼滋阴补肾;红枣健脾补血,两者合用则健脾,补肾养血。适合脾肾双虚所致头晕、耳鸣、口渴、咽干、自汗、心烦不寐者饮用。

桑葚枸杞汤

【组　成】　桑葚 100 克,枸杞子 50 克,红糖适量。

【制　法】　将桑葚和枸杞子分别除杂,洗净,放入砂锅内,加入清水,先用大火烧沸,改小火煮 30 分钟,加入红糖调味食用。

【功　效】　桑葚滋阴补肾,安心养神;枸杞子补肾助阳。两者合用,则增强补肾功效。适用于肾虚所致精神不振,体弱乏力,腰膝疲软,健忘,多梦,难以入寐等症。

双莲瘦肉汤

【组　成】　莲藕 300 克,莲子 100 克,猪瘦肉 200 克,姜末、葱花等各适量。

【制　法】　猪瘦肉洗净,切丁,加姜末、料酒调匀腌制;将莲藕洗净切丝。莲子去心,洗净后与和藕丝一起入锅内,加入清水,先用大火烧沸,改小火煲至莲子烂熟,加入肉丁煮熟,加食盐、味精、葱花和香油调味食用。

【功　效】　莲藕健脾益血,镇静除烦;莲子安神明目。两者合用则镇静、安神、除烦,养目,对神经衰弱的失眠、烦躁有良效。

麦枣安眠汤

【组　成】　麦冬 6 克,远志 6 克,酸枣仁 9 克。

【制　法】　将麦冬、远志、酸枣仁放入砂锅内,加入 1 000 毫升清水,先用大火烧沸,改用小火煲 45 分钟,除渣饮汤。

【功　效】　麦冬滋阴生津,清心除烦;远志安神宁心,开窍散结;酸枣仁镇静安神。三者联用则镇静、清心、安神、除烦。适用于心烦、急躁、咽干、口渴、易醒,多梦等症。

猪肝菜汤

【组　成】　鲜猪肝 100 克，夏枯草 50 克，猪瘦肉 250 克，姜片、葱花等调料各适量。

【制　法】　将夏枯草和鲜猪肝洗净后放入锅内煎煮 45 分钟，除渣留药液；猪瘦肉洗净，切片，加姜末、味精、料酒腌制备用。锅内放少许植物油，加热后投入姜片、葱白爆香后加入药液和清水，大火烧沸，投入肉片，煮熟后加食盐等作料调味食用。

【功　效】　夏枯草清热除烦，化痰止咳；猪肝和中安神。两者合用可除痰热内忧所致的痰多夜咳，胸闷恶心，难以入眠，失眠头重，心烦口渴等症。

双 明 汤

【组　成】　决明子 25 克，石决明 30 克，牡蛎肉 200 克，丝瓜300 克，姜片、葱白等调味品各适量。

【制　法】　将决明子和石决明洗净之后，放入锅内煎煮 45 分钟，洗净，切片；牡蛎肉洗净，沥干，去渣留药液；丝瓜去皮，加入姜末、料酒腌制。锅内加入少量植物油，加热后投入姜片、葱白和牡蛎肉爆香后，加入药液和适量清水，煮熟后加入食盐等作料调味食用。

【功　效】　草决明和石决明清心安神；牡蛎则滋阴补肾，三者联用则补肾、安神、清心、除烦。适合肾阴虚所致心悸、不安、健忘、腰膝酸软、咽干口燥症者饮用。

排骨淡菜汤

【组　成】　猪排骨 200 克，淡菜 100 克，韭菜 100 克，姜末等调味品各适量。

【制　法】　将排骨洗净、剁块；淡菜用温水泡软、洗净，与排骨放在一起,加入姜末、料酒调匀腌制;韭菜洗净,切段。锅内加入少量植物油,加热后将姜和韭菜段爆香并加入清水,放入排骨和淡菜,煮熟后加入食盐等作料调味即成。饮汤吃肉。

【功　效】　淡菜滋阴养肾,补虚养血;韭菜则补肾助阳。两者合用,可补肾阳虚。适宜肾虚所致的精神不振、腰膝酸软、气短、乏力、面色苍白、记忆减退、夜不入寐者饮用。

鱼头火锅汤

【组　成】　大头鱼 1 条,豆腐 500 克,香菇 30 克,当归 10 克,姜、葱等调味品各适量。

【制　法】　将大头鱼去鳞,去鳃,除内脏,洗净,切片,加入姜末、料酒、葱白调匀腌制;香菇洗净,浸泡,撕片。将洗净的豆腐切块后与鱼片、香菇、当归放入锅内,加入清水、食盐等作料,先用大火烧沸,改用温火保持沸腾,煮熟后根据个人的口味再次调味食用。

【功　效】　当归活血化瘀。适用于气滞血瘀,肝郁气结,血脉不畅所致的头痛、胸闷,肢体麻木,活动不畅,便秘、尿赤、睡眠易醒、难以入眠等症。

(三)菜类药膳

炒 苦 瓜

【组　成】　苦瓜 300 克,姜片、葱花等调味品各适量。

【制　法】　将苦瓜切开,去子,洗净,切丁并放入食盐搅拌片刻后搓揉挤除苦瓜汁,沥干。锅内放入适量植物油,加热后投入姜末、葱段和苦瓜,炒熟后放入作料调味即可食用。

【功　效】　苦瓜清心解热除烦,适用于肝郁火化所致的失眠,表现为急躁易怒,胸胁胀满,口干口苦,大便干结,难以入睡者食用。

茄子煲猪肉

【组　成】　茄子300克，猪肉200克，玉竹50克，菊花30克，姜片、葱白等调味品各适量。

【制　法】　将玉竹和菊花放入砂锅内煎煮45分钟，除渣留药液；茄子去蒂，洗净，切块；猪肉洗净，切块。锅内加入适量植物油，加热后投入姜片、葱白爆香，放入茄子和猪肉，翻炒后加入药液煲至烂熟，加入食盐等作料调味食用。

【功　效】　玉竹滋阴益肾；菊花清热除烦、宁心安神；茄子养血通便。三者联用，适用于阴虚火旺所致心烦不寐，心慌不安，头晕耳鸣，咽干口燥，五心烦热之症。

童子鸡

【组　成】　童子鸡1只，桂圆肉100克，姜片、葱段等调味品各适量。

【制　法】　童子鸡宰杀，除毛，去内脏，洗净后，将洗净的桂圆肉塞入鸡腹内，置于碗中，放入姜片、葱段，加入料酒和清水后上蒸笼蒸1小时至鸡烂熟后，加入食盐等作料调味，饮汤吃肉。

【功　效】　桂圆补脾，养血，安神，可治心神不定、劳伤心脾，再配童子鸡则有助益气补虚。适用于心脾两虚所致的失眠、多梦、易醒、心烦，健忘，肢倦神疲，面色无华等症。

七、药膳调理便秘

便秘是指排便时间过久，每次排出量又少又干，严重者则无法排出的一种症状，统称为便秘。一般可分为急性便秘和慢性便秘两种，前者多为药物的不良反应或炎性疾病而引发的便秘；后者为功能性、器质性或慢性金属中毒所诱发的便秘。究其病因是多方面的,但症状均为大便干燥而硬,排便困难,时间持久,欲排不出,少气无力,会给患者带来诸多痛苦,应及时治疗或调理,缓解症状,减少痛苦,提高肠道功能,保证健康。

中医将便秘分为热秘、气秘、虚秘、冷秘四种类型。各型症状分别为:热秘者,大便干结、小便短赤,身热面红,口干咽燥、舌红、脉滑而数;气秘者,大便秘结欲排不出,纳呆腹胀、频发嗳气、胸胁胀满、苔薄舌腻,脉则为弦;虚秘者,大便秘结、脸色苍白、精神不振、体弱乏力、唇舌暗淡、苔薄脉细;冷秘者,大便干涩、小便清长、喜热怕冷、腹冷疼痛、四肢均冷、苔白舌淡、脉沉迟。可按中医辨证施治法加以调理:采用清热、养阴、润肠、生津法调理热秘;以补气润肠法调理气秘;以养血润肠法调理虚秘;以温补肾阳法调理冷秘。中老年人由于生理功能处于退化阶段,往往会出现气虚、血虚的情况,其表现为欲排不出,乏力无助,实为气血双虚,应选用补气、补血的药膳进行调理,往往会收到意想不到的效果。

现代人生活水平不断提高,天天吃高蛋白、高脂肪、高糖分的三高食品,再加上经常饮酒,给胃肠等消化道功能带来损坏。吃饱喝足就坐着、不走路、不运动,这种恶性循环也是造成便秘的原因之一。为此,提倡多吃富含膳食纤维的新鲜蔬菜和水果等食品,如红薯、玉米、香蕉、豆制品、青菜。也可常吃坚果类食品,如核桃仁、松子仁、火麻仁、杏仁、芝麻等润肠通便食材。还可配用某些食药两用的中药,如何首乌、决明子、陈皮、当归之类补血补气润肠的药材以增强排便功能,上述食材均有良好的通便作用。可根据自身状况在医师指导下,选用适合自身体质的食材加以应用,调理便秘,确保肠道健康,现将有助于调理便秘的药膳介绍给读者,供参考或选用。

（一）粥类药膳

红薯粥

【组　成】　红薯 200 克，大米 100 克，蜂蜜适量。

【制　法】　大米洗净，沥干。红薯洗净、切块与大米一起放入锅内，加入清水，大火烧沸后改小火煲烂成粥，加入蜂蜜调味后食用。

【功　效】　红薯含有大量的膳食纤维，可促进肠道蠕动，有利于大便排出，尤其适合"三高"者食用。

玉米杏仁粥

【组　成】　玉米 100 克，杏仁 10 克，蜂蜜适量。

【制　法】　杏仁洗净、研碎，与洗净的玉米一起放入锅内，加入清水。先用大火烧沸，再改小火煲成稠粥，加入蜂蜜调味食用。

【功　效】　玉米含有膳食纤维，可促进大肠蠕动；杏仁含有亚油酸和亚麻酸，具有润肠通便之功效。两者合用则可通便排毒，适合肥胖者便秘时食用。

柏子仁粥

【组　成】　大米 100 克，柏子仁 12 克，蜂蜜适量。

【制　法】　将柏子仁去壳、除杂、洗净，研碎后与洗净的大米一起放入锅内，加入清水，用大火烧沸，改小火煲成稠粥，加入蜂蜜调味食用。

【功　效】　柏子仁富含油脂，具有润肠通便，宁心安神之功效。适合长期便秘、失眠健忘的中老年人食用。

芋头粥

【组　成】　大米 100 克,芋头 100 克,花生仁 30 克,蜂蜜适量。

【制　法】　将芋头去皮,洗净,切块。花生仁除杂,洗净,与洗净的大米、芋头放入锅内,加入清水,用大火烧沸,改用小火煲成稠粥,加入蜂蜜调味食用。

【功　效】　芋头润肠通便,解毒消肿;花生仁富含油脂,可润肠通便。两者合用,通便排毒,经常食用则可提高机体免疫力。适合老年便秘者饮用。

荸荠粥

【组　成】　大米 100 克,荸荠 50 克,大蒜 10 克,蜂蜜适量。

【制　法】　荸荠去皮洗净,切块;大蒜去皮洗净,切末。大米洗净后与荸荠一起入锅内,加入清水,用大火烧沸,改用小火煲成粥,加入蒜末和蜂蜜调味食用。

【功　效】　荸荠利水通便,消食除肿;大蒜可清除肠内有毒之物,促进食欲,加速消化。两者合用,既可通便,又能排毒,适合纳呆腹胀的便秘者食用。

双皮粥

【组　成】　大米 100 克,海蜇皮 100 克,虾皮 50 克,韭菜、食盐、味精各适量。

【制　法】　海蜇皮洗净,切丝;虾皮洗净;韭菜洗净,切段。大米洗净后与海蜇、虾皮一起放入锅内,加入清水,用大火烧沸,改小火煲成稠粥,加入韭菜、食盐、味精调味食用。

【功　效】　海蜇皮和虾皮均有清热解毒,利水消肿功效;韭菜富含膳食纤维,具有润肠通便和补肾壮阳功效。三者联用则通便排毒,益肾助阳,适于冷秘者用。

燕麦芹菜粥

【组　成】　燕麦片 100 克,芹菜 50 克,陈皮 15 克,蜂蜜适量。

【制　法】　芹菜去叶除杂,洗净,切丁;陈皮洗净,泡软,切丝,放入锅中,加入清水煮 30 分钟,除渣、留液。燕麦片洗净,与芹菜一起放入锅内,注入清水和药液,用大火烧沸,改用小火煲成稠粥,加入蜂蜜调味用。

【功　效】　燕麦片和芹菜均含较多的膳食纤维,可促进肠蠕动,有利于大便排出;陈皮有补气宽肠之功效。三者联用,适合气虚所致的排便无力者食用。

双黄粥

【组　成】　大米 100 克,黄豆 50 克,大黄 3 克,蜂蜜适量。

【制　法】　将黄豆洗净,温水泡软;大黄研成细粉。大米洗净后与泡软的黄豆一起放入压力锅内煮成烂粥,开锅时加入大黄粉和蜂蜜调味后食用。

【功　效】　黄豆富食膳食纤维,可促进大肠蠕动,有利于通便;大黄含有泻素,可除热通便,排毒凉血。两者合用,既排毒又通便,适合热秘者饮用。

芦荟粥

【组　成】　大米 100 克,芦荟 20 克,蜂蜜适量。

【制　法】　将芦荟去皮,洗净,切块后与洗净的大米一起放入锅内,加入清水煮成稠粥,加入蜂蜜调味食用。

【功　效】　芦荟润肠通便,清热解毒。适合便秘、尿赤、面红、咽干口渴的热秘者食用。

茭白粥

【组　成】　大米 100 克,茭白 50 克,蜂蜜适量。

【制　法】　将茭白去皮、洗净、切丝,与洗净的大米一起放入锅内,加入清水煮成稠粥,加入蜂蜜调味食用。

【功　效】　茭白清热解毒,富含膳食纤维,可润肠通便、排毒除热。适合大便干结,小便短赤的热秘者食用。

(二)汤类药膳

桃仁菠菜汤

【组　成】　菠菜 250 克,核桃仁 12 克,姜末、葱白、味精等调味品各适量。

【制　法】　将核桃仁洗净,研碎;菠菜洗净,切段,茎、叶分别存放。锅中放入少量植物油加热后,投入姜末、葱白、菠菜茎和核桃仁快炒爆香后,加入清水,煮沸后加入菠菜叶、食盐等作料调味食用。

【功　效】　核桃仁富含油脂,具有润肠通便功效;菠菜富含膳食纤维,可促肠蠕动,还含铁质,具补血功效。二者联用,既可通便又可补血,适合血虚所致的便秘者食用。

海带莲子汤

【组　成】　海带 100 克,莲子 50 克,姜片、葱白、香油等调味品各适量。

【制　法】　将海带水发后,洗净,切丝;莲子除壳、去心,泡软。锅内放少许植物油,加热后投入姜片、葱白爆香,加入清水,放入海带丝和莲子,大火烧沸,改用小火煲至烂熟,加入食盐、香油调味食用。

【功　效】　海带富含膳食纤维,具有润肠通便作用;莲子清热排毒。两者合用则可通便排毒,适合热秘者食用。

苹果瘦肉汤

【组　成】　苹果1个,芹菜100克,猪瘦肉100克,姜片、香油等调味品各适量。

【制　法】　苹果去皮,除核,洗净,切片。芹菜洗净,切丁;猪瘦肉洗净,切片后与苹果、芹菜一起放入锅内,加入清水、姜片煮熟后加入食盐和香油调味食用。

【功　效】　苹果和芹菜均含膳食纤维,可促进肠蠕动,有利于大便排出,适合"三高"饮食所致的便秘者食用。

鲜虾首乌汤

【组　成】　鲜虾6只,生何首乌20克,葱段、香油等调品各适量。

【制　法】　生何首乌洗净,切片。鲜虾洗净,去头和虾线后与何首乌片一起放入锅内,加入清水,先用大火烧沸,再改用小火煲至虾熟,加入葱段、食盐、香油作料调味食用。

【功　效】　生何首乌含有大黄素,具有通便泻下之功效,为通便良药;鲜虾营养丰富,易于吸收,二者合用有助于体虚及病后体弱所致虚秘者食用。

白 菜 汤

【组　成】　白菜200克,花生仁25克,猪瘦肉50克,香油等调味品各适量。

【制　法】　白菜洗净,切段;花生仁洗净,去红衣。猪瘦肉洗净,切片后与花生仁、白菜一起放入锅内,加入清水,用大火烧沸,改用小火煮至肉熟,加入食盐、香油调味食用。

【功　效】　白菜含有大量水溶性膳食纤维,能促进肠蠕动。花生仁和猪瘦肉营养丰富,含有维生素,可补充营养,增强体质,有提高免疫力之功效。三者联用,适合肥胖的便秘者食用,既通便又减肥,有助于健康。

豆腐香菇汤

【组　成】　豆腐300克,香菇30克,黑木耳10克,猪瘦肉50克,蛋清、姜片、葱白等调味品各适量。

【制　法】　分别将香菇和木耳水发,洗净,切丝;猪瘦肉洗净,切片放入蛋清、料酒调匀;豆腐洗净,切块。锅内放入少量植物油,加热后投入姜片、葱白爆香之后,加入清水,放入香菇、木耳、肉片和豆腐,用大火烧沸,改用小火煲熟后,加入食盐等调味品调味食用。

【功　效】　黑木耳、香菇均含有膳食纤维,可促进肠蠕动而利于排便;豆腐滑肠,三者联用则可滑肠通便。

山 药 汤

【组　成】　猪瘦肉50克,鲜山药200克,生地黄15克,姜末、葱花等调味品各适量。

【制　法】　猪瘦肉洗净,切片,加入姜末、料酒调匀;鲜山药去皮,洗净,切片。生地黄洗净、切片,与山药、肉片放入锅内,加入清水,用大火烧沸,改用小火煮熟后,加入食盐、葱花、香油调味食用。

【功　效】　鲜山药含有膳食纤维,可促进肠蠕动而通便;生地黄则凉血、滋阴。两者合用,适合咽干口渴,大便硬结、排便困难者食用。

玉米西红柿汤

【组　成】　嫩玉米300克,西红柿2个,猪排骨200克,葱花等调味品各适量。

【制 法】 将鲜嫩玉米去皮,除须,洗净,切段;西红柿去蒂,洗净,切块。猪排骨洗净,切段,用沸水焯后除沫,与玉米、西红柿一起放入锅内,加入清水、料酒,用大火烧沸,改用小火煲至烂熟,加入食盐和葱花调味吃肉饮汤。

【功 效】 嫩玉米具有润肠通便降压之功效;西红柿和排骨营养丰富。三者合用,适合高血压兼便秘患者食用。

黑 白 汤

【组 成】 黑芝麻30克,白莲子100克,蜂蜜适量。

【制 法】 白莲子去皮,除心,洗净。黑芝麻除杂,洗净沥干,放入锅内用小火炒香后,加入清水,放入白莲子,用大火烧沸,改用小火煲至烂熟,加入蜂蜜调味食用。

【功 效】 黑芝麻润肠通便;白莲子清热排毒;蜂蜜解暑通便。三者合用,最适宜夏天便秘者饮用,即解暑夏之热,又除便秘之苦。

鹌 蛋 汤

【组 成】 银耳20克,鹌鹑蛋10个,蜂蜜适量。

【制 法】 银耳洗净后用温水泡软,切丁,放入锅内,加入清水烧沸,改用小火煲烂熟后,放入打散的鹌鹑蛋,煮至蛋花浮出汤面,放入蜂蜜调味食用。

【功 效】 银耳滋阴润燥,清热排毒,富含膳食纤维;鹌鹑蛋营养丰富,补虚益气。两者合用则补虚益气,通便排毒,适合热秘者饮用。

萝 卜 汁

【组 成】 白萝卜200克,蜂蜜适量。

【制　法】　白萝卜洗净，切成细末，用消毒纱布包好，挤压取汁，加入蜂蜜调味饮汁。

【功　效】　白萝卜润肠通便，合用蜂蜜，可助通便之功效。适合习惯性便秘者饮用。

香雪浆

【组　成】　香蕉 200 克，雪梨 200 克，蜂蜜适量。

【制　法】　雪梨去皮，除核，切片后与去皮的香蕉全部放入打浆机内，打成浓浆，加入蜂蜜调味，饭前服用。

【功　效】　香蕉润肠通便，雪梨滋阴润燥，再配蜂蜜可助通便。三者合用，适用于热秘者。

八、抗衰老药膳

衰老是一切生命的自然规律，凡是生命都有生长、发育、成长、衰老四个过程。人也不例外，也要经历衰老这个过程，只不过发生衰老的年龄有所不同，有人未老先衰，有人老而未衰。究其原因，则与个人的体质、所处的环境、脏腑功能、经络气血有关。中医学认为，气血不足或失衡则引发气滞血瘀，经络不畅，脏腑受损，功能则衰，人体素质下降。衰老则呈现为：体力不足、精神不佳、容易疲劳、力不从心；代谢失常，食欲减退；内分泌失调、体液不足、面色无华、皮肤干燥、皱纹增多；情志失衡、心态不稳、痴呆健忘；喜欢怀旧，难以迎新，近事易忘，远事铭心；免疫力下降，反复感冒、容易患病等。所有这些都是衰老的表现，只不过是有的人多一点儿，有的人少一点儿，不论多与少都提示你已进入衰老的阶段，应当加以注意，采用正确的方法调整生活，改善饮食，适度运动，定时体检，在医师指导下科学养生，合理保健，延缓衰老，添年增寿，安度晚年，夕阳高照。

纵观古今中外,凡是长寿者都有共同规律,他们的秘诀可以归纳为以下5点。

1. 顺应自然,法于阴阳,平衡自我,融入社会

不管外界发生什么变化,他们都能顺应自然规律而不断调整自己的心态,适应环境,融入社会。例如,冷热增减衣着,以顺应冬夏的自然变化;客来礼相待,从不计较恩恩怨怨,大度处之,稳操胜券,以平和的心态融入自然,融入社会者多为长寿。

2. 起居有常,三八交替,持之以恒,坚持终生

他们将24小时分为八小时劳作、八小时休养、八小时睡眠的三八交替作息法,顺应自然,日出而劳,日落而归。劳作、休养、睡眠三者合理结合,调节自我,真正做到养生得法,度日则安,崇尚健康,多为长寿。

3. 饮食有节,七分充饱,不贪不过,适度为好

他们从不大吃大喝,再好吃的东西也不多吃,不因贪吃而伤身,不因过饱而伤胃,自觉做到有节饮食,有益健康而长寿。

4. 适度运动,动静结合,活力充沛,延缓衰老

古人曰:动可行血,静可养心。不论体力劳动,还是脑力劳动,他们都坚持运动,选择适合自己身体的活动进行适度锻炼,做到心动养血,以静修心,动静结合,则心得安、血得畅,身强力壮,生机盎然,活力充沛,延缓衰老,永葆健康。

5. 正气内存,邪不入侵,以正压邪,弘扬正气

他们不论是对待疾病还是为人处事,均浩然正气,泰然处之,表现为不慌、不惊、不乱,以不变应万变,始终保持正常心态,祛除病魔、驱散邪恶。在乱世之中保持清醒的头脑,以科学的智慧战胜病魔和邪恶,使自已永葆健康、长寿。

由此看来,我们应向长寿者学习,从他们的秘诀中汲取经验,在医师的指导下,用科学的方法进行自我调理,保持健康,延缓衰老。为了达到此目的,选用众家抗衰老药膳,供老年朋友选用。希望从中受益,延年益寿,永保安康。

(一)粥类药膳

长寿粥

【组　成】　糯米 100 克,白灵菇 2 朵,草菇 20 朵,鸡蛋 1 只,蜂蜜适量。

【制　法】　白灵菇和草菇洗净,加水泡软,切丝。将糯米洗净,与白灵菇、草菇放入锅内,加入清水,用大火烧沸,改用小火煲成稠粥,放入打散的鸡蛋,再煮片刻,加入蜂蜜调味食用。

【功　效】　白灵菇和草菇富含氨基酸、维生素和无机盐,可有效提高机体免疫力,增强抗病能力,具有良好的抗衰老作用,使人延年益寿。

乌黑粥

【组　成】　大米 100 克,制何首乌 20 克,黑豆 30 克,红糖适量。

【制　法】　将制何首乌洗净,切丁;黑豆洗净后,用陈醋浸泡后待用。大米洗净后与制何首乌、黑豆一起放入锅内,加入清水,先用大火烧沸,改用小火煲成粥,加入红糖调味食用。

【功　效】　制何首乌补肾、益精、黑发、强筋,适用于肾血虚所致耳鸣、眩晕,腰膝酸软,面色萎黄,须发早白;用醋泡的黑豆营养成分更容易被人体吸收,能促进皮肤细胞新陈代谢,可减肥,又降胆固醇,有利于肥胖体型老人服用;红糖含有铁质,可供贫血者服用。三者联用,可改善肾功能,乌发养颜,延缓衰老,健康增寿,适合老年人食用。

芡实粥

【组　成】　大米 100 克，芡实 30 克，山药 50 克，韭菜子 20 克。

【制　法】　芡实去皮，洗净，切丁；山药去皮，洗净，切块；大米洗净，沥干。将韭菜子洗净，放入锅内炒熟后研末，放入芡实、山药和大米，加入清水，用大火烧沸，改用小火煲成稠粥食用。

【功　效】　芡实具有补中益气，收敛固精之功效；山药含有较多的黏蛋白、维生素及微量元素，可有效阻止血脂在血管壁沉淀而防止血栓形成，有利于抗衰老；韭菜子有温补肝肾，助阳固精功效。三者联用，补中益气，活血化瘀，滋补肝肾，安神益志，延缓衰老，壮阳益寿。

荞桂粥

【组　成】　大米 50 克，荞麦 50 克，桂圆肉 10 克，红糖适量。

【制　法】　分别将大米、荞麦、桂圆肉洗净，放入锅内，加入清水，用大火烧沸，改用小火煲成稠粥，加入红糖调味食用。

【功　效】　荞麦、桂圆肉营养丰富，含有维生素、蛋白质、铁元素及膳食纤维等多种营养成分，具有健脾益肾、养血补虚功效。经常食用可提高人体免疫力，强身健体，延缓衰老，增智益脑，适合老年人食用。

栗芝粥

【组　成】　大米 100 克，栗子 100 克，黑芝麻 30 克，红糖适量。

【制　法】　将栗子去壳，除膜，洗净，研碎；大米洗净。黑芝麻洗净后，放入锅内略炒后，与大米、栗子一起放入锅内，加入清水，先用大火烧沸，改用小火煲成稠粥，加入红糖调味食用。

【功　效】　栗子具有健脾开胃,补肾壮阳,益气活血的多种功效,有"干果之王"的美誉;黑芝麻含有不饱和脂肪酸及维生素,可防皮肤干燥和祛斑,具有黑发留颜,防止衰老等功效。两者合用则使皮肤靓丽,富有光泽,延缓衰老,容颜常驻,深受老年人喜爱。

核 桃 粥

【组　成】　大米 100 克,核桃仁 30 克,蜂蜜适量。

【制　法】　将核桃仁除膜,洗净,研碎;大米洗净,与核桃仁一起放入锅内,加入清水,用大火烧沸,改用小火煲成稠粥,加入蜂蜜调味食用。

【功　效】　核桃含有亚油酸、蛋白质、维生素、无机盐等多种成分,其营养丰富,具有强肾益脑之功效,被誉为"长寿果"。经常食核桃可抗衰老,延年益寿。

薏米莲子粥

【组　成】　大米 100 克,薏苡仁 30 克,莲子 50 克,红糖适量。

【制　法】　莲子去心,除膜,洗净;薏苡仁洗净,浸泡。将大米洗净后与莲子、薏苡仁一起放入锅内,加入清水,用大火烧沸,改用小火煲成稠粥,加入红糖调味食用。

【功　效】　薏苡仁具有健脾益肺,行气养血;莲子有清热解毒、润肺养心之功效。两者合用则行气活血,清热排毒,泻火除烦,宁心安神,有利于抗衰老。

银 杏 粥

【组　成】　糯米 100 克,银杏 30 克,绿豆 50 克,蜂蜜适量。

【制　法】　银杏去壳、除膜,洗净;绿豆洗净,浸泡。将糯米洗净之后,与银杏、绿豆一起放入锅内,加入清水,用大火烧沸,改用小火煲成稠粥,加入蜂蜜调味食用。

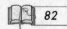

【功　效】 银杏含有多种营养成分,其中的黄酮苷可解除脑血管痉挛和防止血栓形成,有补心益脑之功效;绿豆清热解毒,泻热火,排百毒,润肺养心。两者合用可润肺平喘,活血化瘀。适用于脑梗死、心肌梗死患者,也有助于老年人抗衰老,延年益寿。

鲜荷叶粥

【组　成】 大米 100 克,红枣 12 枚,鲜荷叶 1 张,红糖适量。

【制　法】 荷叶洗净,切丁,放入锅内,加入清水,煮 30 分钟,去渣留液备用。将红枣去核洗净,与洗净的大米一起放入锅内,加入荷叶液和适量清水煮成稠粥,加入红糖调味食用。

【功　效】 荷叶清热解毒,泻火降压;红枣健脾补血,可提高人体免疫力。两者合用具有排毒、养血、养颜、抗衰老之功效。适合高血压的老年人食用。

牛肉山药粥

【组　成】 大米 100 克,牛肉 100 克,山药 50 克,姜末等调味品各适量。

【制　法】 将牛肉洗净,剁成碎末,加入姜末、味精、料酒调匀;山药去皮,研成细末。大米洗净后放入锅内,加入清水,煮成粥后,加入牛肉末和山药末,再煮片刻,待肉熟后加食盐调味食用。

【功　效】 牛肉营养丰富,含有蛋白质、氨基酸,可提高人体免疫力;山药健脾消食,含有维生素和无机盐。两者合用,可补充蛋白质、氨基酸、维生素和无机盐,有利于强身健体、延年益寿。

紫米车前子粥

【组　成】 紫米 100 克,车前子 15 克,枸杞子 30 克,红糖适量。

【制　法】 将车前子和枸杞子分别洗净,用消毒纱布包好扎紧备用。紫米洗净后,放入锅内,加入清水,将药袋放入锅内一起煮成烂粥,取出药袋,加入红糖调味食用。

【功　效】　车前子具清肝明目,利水通淋,化痰止咳等功效;枸杞子为补肾佳品。两者合用可清肝明目,补肾助阳,防小便不利,消肿防痹,适合老年人服食。

燕窝银耳粥

【组　成】　大米100克,燕窝15克,银耳50克,蜂蜜适量。

【制　法】　将燕窝泡透,除杂,洗净;银耳洗净,泡软,撕碎。大米洗净放入锅内,加入清水,用大火烧沸,投入燕窝和银耳煮至烂熟,加入蜂蜜调味食用。

【功　效】　燕窝补中益气,滋阴润燥,养颜抗衰;银耳清热润肺,化痰止咳。两者合用可润肺化痰,止咳平喘,润肤养颜,滋阴生津。适合咽干舌燥、阴虚咳喘的老年人服用。

牡蛎洋葱粥

【组　成】　大米100克,牡蛎肉100克,洋葱100克,鸡精等调味品各适量。

【制　法】　牡蛎肉洗净,沥干;洋葱除外皮、洗净、切丁。锅内加入少许植物油,加热后,投入洋葱丁、牡蛎肉和料酒,快炒爆香后加入洗净大米和适量清水煮成稠粥,加入食盐、鸡精调味食用。

【功　效】　牡蛎具有补肾益精,收敛养血,消块软坚,清热除温等功效。现代药理研究表明,牡蛎所含的可溶性钙容易被人体吸收,有利于老年人防治骨质疏松症,又能调节电解质平衡而适合老年人食用。

人参粥

【组　成】　糯米100克,人参9克,红糖适量。

【制　法】　人参加工成细粉；糯米洗净后放入锅内,加入清水煮成稠粥,放入人参粉和红糖调匀后食用。

【功　效】　人参培元固本,补中益气,适合气血双虚,阴阳失衡,体弱乏力,容易疲劳,动则气喘、静则无神的老年朋友食用。经常食用则强身健体,延缓衰老,增强活力,确保安康。

羊蓉粥

【组　成】　大米100克,羊肉100克,肉苁蓉30克,姜等作料各适量。

【制　法】　羊肉洗净,切片加姜末、料酒调匀腌制。大米洗净后与肉苁蓉放入锅内,加入清水,煮熟后加入羊肉片,再煮片刻,待肉熟后加入食盐等作料调味食用。

【功　效】　肉苁蓉为补阳佳品,可补肾益精,温里助阳。适合肾虚所致腰膝酸软,四肢冷痛,腿脚不便,关节不畅,面色暗淡,肤色无华的老年人食用,经常食之,可强身健体,延缓衰老。

鸡肉山药粥

【组　成】　大米100克,鸡肉100克,鲜山药100克,味精等调味品各适量。

【制　法】　鸡肉洗净,切块；鲜山药去皮,洗净,切块。大米洗净与鸡肉、山药一起放入锅内,加入清水煮成稠粥,加入食盐和味精调味食用。

【功　效】　鸡肉营养丰富,可补气益血,滋养五脏,配用山药则增加补气功效,健脾益胃。两者合用,适合年老体弱、气虚乏力、气血不足的老者服食,经常食用可强身健体,抗衰防老,延年益寿。

（二）汤类药膳

紫菜排骨汤

【组　成】　猪排骨 300 克，紫菜 30 克，腐竹 50 克，姜片等调味品各适量。

【制　法】　紫菜洗净，沥干；腐竹洗净，切段。排骨洗净，切段，沸水焯后除其沫，放入锅内，加入腐竹、姜片，加入料酒和清水，烧沸后改用小火煲至烂熟，加入紫菜和食盐再煮片刻，调味食用。

【功　效】　排骨营养丰富；紫菜含碘、铁、钙和无机盐及胆碱，其中的甘露醇能有效防止甲状腺肿，还能提高记忆力和补充钙质，十分适合老年人防止骨质疏松症和痴呆症，常食可确保老年人身体健康。

鱼片香菇汤

【组　成】　草鱼 300 克，鲜香菇 200 克，姜末、葱白等调味品各适量。

【制　法】　草鱼去头除尾，除内膜，洗净、切片，加入姜末、料酒腌制；鲜香菇洗净，撕条。锅内放入适量植物油，加热后放入姜片、葱白和鱼片爆炒后加入清水，用大火烧沸，放入香菇再煮片刻，待熟后加入食盐等作料食用。

【功　效】　草鱼含有硒元素，具有抗氧化、抗衰老、抗癌等作用；香菇中含有香菇多糖，可助抗氧化作用。两者合用可提高免疫功能，增强抗病能力，有良好的抗衰防病作用，适合广大老年人食用。

猪血豆腐汤

【组　成】　猪血 300 克，豆腐 2 块，绿豆粉丝 100 克，葱白、姜片等调味品各适量。

【制　法】　分别将猪血、豆腐洗净，切块。锅内放少许植物油，加热后放入姜片、葱白，爆香后加入清水，放入猪血块和豆腐块，先用大火烧沸，加入洗净的粉丝，再煮片刻，加入食盐、葱花、香油等作料调味食用。

【功　效】　猪血含有铁元素，具有补血养血功效；还能较好地清除粉尘及有害金属微粒，具有排毒养颜作用；豆腐富含植物蛋白，营养十分丰富。两者合用则可补血、养颜、排毒，补充蛋白质，十分适合老年人食用而养颜防老。

黄芪牛肉汤

【组　成】　牛肉300克，黄芪30克，红枣6枚，姜末等调味品各适量。

【制　法】　牛肉洗净，切片，放入姜末、料酒腌制；红枣去核，洗净。黄芪洗净后与牛肉、红枣一起放入锅内，用大火烧沸，改用小火煲至烂熟，加入食盐等作料，调味食用。

【功　效】　牛肉营养丰富；黄芪具有补中益气，利尿排毒功能。现代药理研究表明，黄芪具有增强代谢，提高免疫功能，促进雌激素等作用。两者合用，既补充营养，又提高免疫力，有缓解衰老、延年益寿之功效。

兔肉枸杞汤

【组　成】　兔肉300克，枸杞子30克，陈皮12克，姜片、葱段等调味品各适量。

【制　法】　兔肉洗净、切块，用沸水焯除沫；枸杞子洗净；陈皮洗净，泡软，切丝。将兔肉放入锅内，加入姜片、料酒、葱段，用大火烧沸，放入枸杞子和陈皮，改用小火煲至肉烂熟后，加入食盐等作料调味饮汤吃肉。

【功　效】　兔肉补中益气,凉血排毒,健脑益智;枸杞子补肾助阳;陈皮理气燥温。三者联用可强身健体,保护血管和皮肤,防止血栓形成,具有养颜防衰之功效,适合老年人食用。

母 鸡 汤

【组　成】　母鸡1只,黄芪30克,党参15克,红枣10枚,姜片、葱白等调味品各适量。

【制　法】　将母鸡宰杀、除毛,剖开取其内脏洗净;红枣除核,洗净。分别将黄芪、党参洗净之后与红枣一起塞入母鸡腹腔内,将整只鸡放砂锅内,放入姜片、葱白和料酒,加入清水,用大火烧沸,改用小火煲至烂熟,加入食盐等作料调味,饮汤吃肉。

【功　效】　母鸡性温,补血通脉,强筋健骨,再配黄芪补气,党参温阳,红枣补血。四者联用可补血通脉,强筋健骨,提高人体免疫力,有助于延缓衰老。

黑 白 汤

【组　成】　黑豆100克,花生仁100克,蜂蜜适量。

【制　法】　将花生仁去红衣后洗净,与洗净的黑豆放锅内,加入清水,用大火烧沸,改用小火煲至烂熟,加入蜂蜜调味食用。

【功　效】　黑豆含有锌等多种微量元素,黑豆皮中的花青素具有抗氧化、抗衰老功效,再配长寿果之称的花生仁则如虎添翼,可提高人体免疫力,防止早衰,适合中老年人食用。

麦冬猪皮汤

【组　成】　麦冬50克,胡萝卜100克,猪皮150克,姜片、葱白等调味品各适量。

【制　法】　胡萝卜洗净,刨丝;麦冬洗净;猪皮除毛,洗净,切丝。锅内加入适量植物油,加热后放入猪皮、胡萝卜及姜片、葱白等香料,快炒爆香后加入清水,放入麦冬,用大火烧沸,改用小火煲烂熟,加入食盐等作料调味。饮汤,吃肉皮及胡萝卜。

【功　效】　麦冬滋阴润燥,生津润肤;胡萝卜富含维生素 A,再配猪皮有助溶解,利于吸收,可美容护肤,又可清除自由基对人体的侵害。三者合用是润肤留颜的绝妙组合,十分适合老年妇女食用。

海参鸽蛋汤

【组　成】　海参 50 克,鸽蛋 5 只,鸡精等调味品各适量。

【制　法】　海参洗净,泡软切成薄片,加入姜末、料酒腌制,锅内加入清水,放入海参片煮至烂熟,加入打散的鸽蛋,待蛋花浮出汤面,加入食盐、葱花、香油、鸡精调味食用。

【功　效】　海参具有滋阴、补血、润燥等功效,再配鸽蛋营养更丰富,有助于改善筋骨过劳,促进生机,提高抗病能力,有助养血,防止衰老,延年益寿。

百合瘦肉汤

【组　成】　猪瘦肉 200 克,百合 50 克,红枣 8 枚,姜末、葱花等调味品各适量。

【制　法】　猪瘦肉洗净、切丁,加姜末、料酒调匀;红枣去核,洗净。将百合洗净,与红枣放入锅内煮 30 分钟,开大火烧沸,投入肉丁,熟后加入食盐、味精、葱花、香油调味食用。

【功　效】　百合滋阴润燥,清心安神,补中益气;红枣补血健脾;猪瘦肉营养丰富。三者合用,可清心安神,补血益气,有助养血补虚,延缓衰老,适合老年人食用。

(三)羹类药膳

羹类药膳是指经过蒸熟捣烂加工而成的疏松柔软食物,不须咀嚼,既容易消化,又便于吸收,适合缺牙或牙齿功能不良的老人食用。羹类药膳按个人的口味不同,加入食糖或食盐进行调味食用。

红薯羹

【组　成】　红薯 100 克,土豆 100 克,蜂蜜适量。

【制　法】　将红薯、土豆分别洗净,切块,然后一起蒸熟,捣烂如泥,加入蜂蜜调味食用。

【功　效】　红薯具补虚益乏,益力气,强肾阴,健脾胃、肥五脏等功效,再配土豆则可中和人体代谢之后所产生的酸性物质,促进酸碱平衡,具有一定的抗衰老作用。

蟹肉羹

【组　成】　螃蟹 1 只,苦瓜 80 克,糯米 50 克,蜂蜜适量。

【制　法】　螃蟹洗净蒸熟放冷,除壳取肉。将苦瓜洗净切丁后与洗净的糯米一起蒸熟,混合捣烂如泥,加入蟹肉和蜂蜜调匀食用。

【功　效】　苦瓜含有植物蛋白质可提高人体免疫力,增强细胞吞噬功能,又有较强的抗氧化、抗衰老功效,再配蟹肉营养丰富,有助于强化免疫功能,而利于延缓衰老。

三豆羹

【组　成】　黄豆 50 克,绿豆 50 克,黑豆 50 克,红糖适量。

【制　法】　分别将黄豆、绿豆及黑豆洗净,混合蒸熟、捣烂如泥,加入红糖调匀食用。

【功　效】　本羹中三豆均含有丰富的膳食纤维,可润肠排毒。绿豆具有补益元气,调和五脏,通经脉,润肤亮发之功效;黑豆皮中的花青素可抗衰老,抗氧化。三者合用有助于提高人体免疫力,护肤亮发,防止衰老,延年益寿。

五仁羹

【组　成】　核桃仁 30 克,松子仁 30 克,芝麻 20 克,杏仁 10 克,花生仁 30 克,红糖适量。

【制　法】　分别将核桃仁、松子仁、芝麻仁、杏仁、花生仁洗净,分别蒸熟并捣烂如泥后,混合均匀,加入红糖调味食用。

【功　效】　本羹中的五仁均富含不饱和脂肪酸,可防止血管硬化。其中,花生仁富含蛋白质,既补充营养,又易于吸收;芝麻仁润肤亮发;杏仁可降低低密度脂蛋白胆固醇,防止血栓形成;核桃仁益智健脑,可防脑痴呆,扶正补虚,祛风防寒。五仁合用可养血益气,补虚除寒,增强抗病能力,润肤亮发,延年益寿。

栗子枸杞羹

【组　成】　栗子 200 克,鲜山药 200 克,枸杞子 30 克,红糖适量。

【制　法】　栗子蒸熟除壳,去膜,捣烂如泥。鲜山药去皮、洗净、切块,与洗净的枸杞子混合蒸熟,捣烂如泥,加入栗子泥和红糖混合均匀食用。

【功　效】　栗子为"肾之果",具有补肾益气功效,可强筋骨,助力气;山药含有蛋白质、无机盐、维生素,可安神益智,润肺和胃;枸杞子可补肾固精。三者合用可补肾益气,健脾和胃,强筋健骨,增强抗病能力,利于延缓衰老,适合老年人食用。

银杏羹

【组　成】　银杏 30 克,莲子 100 克,百合 30 克,蜂蜜适量。

【制　法】　分别将银杏去壳、除膜,洗净。莲子去心,洗净;百合除膜,洗净,与银杏、莲子混合蒸熟,捣烂后加入蜂蜜调匀食用。

【功　效】　银杏具有通畅血管,改善大脑供血不足,增强大脑功能,提高记忆,抗衰老,防痴呆等作用;百合滋阴润燥,清心安神,静心安眠,与莲子合用,有助于通心益脑,延年益寿,适合老年人食用。

第三章 补气药膳

　　补气在中医学属于补益法的范畴,中气下陷、脾气虚弱、肺气虚弱、胃气虚弱的症候,均可通过补气的方法来调理。中气下陷,可用补气升阳法;脾气虚弱则可用补气健脾法;肺气虚弱,可用补益肺气法;胃气虚弱则可用补气健中法。通过各种补气的方法调理气机,补充养分,改善循环,促进代谢,增强脏器功能,消除虚证,从而达到强身健体的作用。

一、补气的粮食

　　自古以来,民间就有"五谷为养"之说,养为营养,为养生的基本物质。五谷中具有补气功能的食物,分别简述如下。

(一)糯米

　　糯米又名江米、元米。其味甘、性温,质柔黏。具有益气功能,可益肺气,又补脾胃,其性温,则可养气,乃为五谷中补养之冠也。

　　现代营养学研究表明,糯米中含有糖类、蛋白质、脂肪、磷、钙、铁、维生素 B_1、维生素 B_2、烟酸等多种营素元素,是可供食药两用的佳品。

胃脘隐痛粥

糯米、红枣各适量,煮粥食用。坚持食之,必有良效。

脾虚久泻粥

糯米、淮山药、莲子、大枣各适量,共煮成粥,熟后加红糖食用,可止久泻。

糯米止汗粉

取糯米、小麦麸各等量,同炒后,研为粉末。每次 10 克,每日 3 次,口服,则可汗止。

(二)粟米

粟米又名小米、谷子。其味甘、性平,质酽滑如油。性平可补气运脾。王士雄在《随息居饮食谱》指出"米油可代参汤",而李时珍《本草纲目》云,"补虚损,开脾胃",可见其补气运脾之功效绝佳。

现代营养学研究表明,小米含有淀粉、蛋白质、脂肪、钙、磷、铁、维生素 B_1、维生素 B_2、维生素 A、烟酸等成分,可滋养肾气、健脾胃。

小米止泻锅巴

小米锅巴 100 克,研末;莲子 100 克,炒后研末,互相混匀。每次 10 克,每日 3 次,以红糖送服,其功效更佳,老幼脾虚者均可服食。

消渴饭

用陈年小米蒸饭,食之可消渴,特别适合糖尿病患者食用。

小米粥

小米熬成粥之后，上面会浮一层酽滑的膏油，即为小米油，也称粥油。其营养丰富，功效尤佳，空腹食之，直达肠胃，补气运脾。

消食锅巴

小米锅巴烧焦后，研末。每次 6 克，每日 3 次，温开水送服，可消积食治腹痛。

小米淮山粥

小米适量，淮山药 15 克，大枣 5 枚，共煮成粥，服用可治气虚所致的泄泻。

二、补气的蔬菜

五菜为充，充为补充之意，五菜可补充五谷中营养不足的部分，确保身体获得全面的营养，具有补气的蔬菜有以下几种。

(一)葱

葱又名和事草，外实中空，味辛、性温，具有发散通气之功效。

现代营养学研究表明，葱含有蛋白质、脂肪、糖类、钙、镁、铁、维生素 A、B 族维生素等营养物质。

葱豉汤

白葱头、豆豉合煎成汤，趁热服用，可治伤风感冒所引起的鼻塞、发热等症，此方适用于感冒初期，老幼皆可使用。

预防流感汤

白葱头 500 克,大蒜 250 克。将白葱、大蒜切碎,加水 200 毫升煎煮,每次 50 毫升,每日 3 次,口服。可用于预防流行性感冒。

(二)南瓜

南瓜又名番瓜、倭瓜、金瓜。其味甘、性温,质细腻,具有补中益气之功效。现代营养学研究表明,南瓜含有淀粉、糖类、钙、铁、维生素 C、胡萝卜素、精氨酸、胡芦巴碱、腺嘌呤等物质。南瓜子的营养成分极为丰富,含有蛋白质、脲酶、维生素 A、B 族维生素、维生素 C,既可食用,也可榨油,纯属天然不饱和脂肪酸,可降血脂、抗氧化、抗动脉硬化等作用,具有良好的保健功效。

南瓜蒂汤

取南瓜蒂 3～4 个,用水煎煮,分 3 次服用,连用 3～4 次,即可降呃逆。

南瓜花汤

取南瓜花适量与猪肝同煎,趁热服食,可治夜盲症。

南瓜藤汤

取南瓜藤 1 把,用水煎煮,去藤服汤,于胃痛时服下即可见效。

南瓜根汤

取鲜南瓜根 15 克,除泥洗净,用水煎煮,趁热服下,可治风瘫不起。

（三）山药

山药古名薯蓣，又名山芋、淮山药等多种名称。其味甘、性平，质滑，既具有补中益气，又有补五劳七伤之功效，为补气良药之首。是既可食用，也可入药的佳品。

现代营养学研究表明，本品含有淀粉、蛋白质、铁、钙、磷、胡萝卜素、维生素 B_1、维生素 B_2、维生素 C、烟酸、胆碱及大量膳食纤维素等营养成分。

山药猪腰汤

取猪腰 1 只，洗净，除异味，切片，放入山药片 20 克，加水同炖熟，捞出山药片，加酱油、醋、香葱、姜丝、香油、食盐各适量调味之后即可食用。其功效为补气养血，补胃润肺，生精填髓。凡有牙齿松动，出汗不止，耳鸣耳聋，小便频数，遗精，带下，泄泻不止，久咳气喘等虚证者均可服用，必有成效。

山药羊肉粥

生山药、羊肉、粳米各等量。先将山药、羊肉同煮，熟后加入适量的食盐、姜末、葱花调味。另将粳米煮粥，熟后加入山药羊肉混合均匀后食用，其功效为温阳补气、生精填髓。凡腰膝酸软，畏寒肢冷，食欲缺乏，便溏，子宫下垂者均可食用，尤其宜于秋、冬季服食。

山药止泻粥

山药 4 份，大米 6 份。将山药研成粉末与大米同煮成粥服食，可治脾虚所致的腹泻。

（四）红薯

红薯又名番薯、甘薯、白薯。其味甘、性温，质黏，既可充当谷米充饥,又可入果食之。具有补中益气,暖胃生津的功效,常食用可补气虚,益脾胃,强肾又补虚,清肠又通便。

现代营养学研究表明,红薯含有淀粉、多糖、维生素 A 原、胶原和黏液物质。该黏液是属多糖蛋白的混合物,可保持人体动脉血管的弹性,保持关节面和浆膜腔的润滑作用,防止肝、肾中结缔组织萎缩而防止疾病的发生。更可贵的,是常食用红薯可防止血管内脂肪沉着,从而防止动脉硬化的形成,防止心脑血管疾病的发生。

通 便 粥

经常便秘的人食用红薯粥很快就可生效通便,也可用红薯叶炒熟食用,或者生吃通便。

消 渴 汤

取干红薯藤洗净后煎煮成汤,代茶饮,可解渴,尤其适用于口渴患者食用。

红 薯 粉

取红薯粉调蜂蜜服用,可治血痢。

(五)莲藕

莲藕属睡莲科植物莲的根,其花、叶、果皆可入药。莲藕以食用为主,既可生吃,也可煮食,其味甘淡、性、质脆,具有清热、安神、补中益气功效。自古以来,医家取为服食,益力气,久服轻身耐老,不饥延年之说。

现代营养学研究表明,莲藕含有淀粉、β 固甾醇、生物碱、维生素 C 等物质,对人体十分有利。

生 藕 汁

生藕汁、生地黄汁、生葡萄汁各等量,混合均匀。每次 20 毫升,加蜂蜜适量温服,可治小便热淋;单用生藕汁则解食蟹中毒。

藕 节 汤

取藕节洗净后加水煎煮,浓缩至稠,再加入大枣适量,小火煮至大枣熟后,去藕节,吃大枣服汤汁,用之数月,可治血小板减少性紫癜。

藕 节 粉

藕节、白果各等量,共研为末,每次 15 克,口服,可治便血。

五 藕 汁

鲜藕 500 克,生荸荠 250 克,生甘蔗 500 克,鲜生地黄 250 克,鲜梨 1 个,5 种成分混合榨汁,每次 200 毫升,每日 4 次,可止咯血、牙齿出血、鼻出血。

(六)百合

百合又名蒜脑薯,因其根如大蒜而得此名。其味平、质佳。可蒸可煮,和肉更佳。具有补中益气,养阴清热,养心安神,温肺止咳,利大小便等功效。

现代营养学研究表明,百合含有淀粉、蛋白质、钙、铁、磷、维生素和多种生物碱,既可入药,也为佳蔬。

百合瘦肉汤

百合 35 克,猪瘦肉 250 克,共煮汤,调味后食之,既可安神治失眠,也可治肺结核的低热或干咳。

鲜百合汁

取鲜百合洗净,捣烂成汁,加入沸水中再煮 10 分钟,去渣取汤饮用,可止肺病出血。

百 合 粉

取干百合研末,每次 6 克,每日 2 次,用温水送服,可治耳鸣、耳聋、耳痛。

(七)蚕豆

蚕豆又名胡豆、佛豆。味甘、性平。其功效可补中益气,开胃健脾又祛湿。

现代营养学研究表明,蚕豆含有糖类、蛋白质、钙、磷、铁、B 族维生素、烟酸、磷脂、胆碱、巢菜碱等物质。

蚕 豆 粉

蚕豆炒熟后研磨成粉,加红糖服用,可治气虚引起的膈食。

止 泻 汤

取蚕豆秧茎水煮,去渣取汤饮用,可治气虚所致水泻。

三、补气的水果

五果为助,五果是指干、鲜水果。水果味美清香,又富有各种营养成分,可调味,也可补充营养,食用得当可起到事半功倍的作用,实为病后康复的佳品。

（一）荔枝

荔枝，古人比作人间仙果。其味甘、性温，质滑。具有补气、益智、通神、生津之功效。可行血中气，治一切因寒而致的疝疾、胃病。

现代营养学研究表明，荔枝含有葡萄糖、果糖、蔗糖、维生素、柠檬酸、苹果酸、叶酸、氨基酸等成分，可为人体提取容易吸收的葡萄糖，使人体立刻得到热能补充而健身强体。

荔 枝 粥

荔枝适量与糯米同煮成粥服之，可治老年人五更泻，若加山药同煮则效更佳。

荔 枝 酒

荔枝干 5 枚与适量红酒或葡萄酒同煮服用，可治胃寒所致的胃痛病，屡服有效。

荔 枝 灰

取荔枝 7 枚，带壳烧成灰后研末，以温开水送服，可治呃逆。

荔枝核粉

取荔枝核炒至黑色，与炒大茴香等量混合，研为粉末，每次 5 克，温酒送服，可治疝气肿痛。

荔枝树枝汤

取荔枝树枝洗净后煎煮，去楂取汁，代茶饮，可治老年人哮喘。

（二）龙眼

龙眼又名桂圆。其味甘、性平，无毒，食药两用。其功效为壮阳益气、补脾胃、养血安神，自古用于治疗思虑过度，劳伤心脾，健忘怔忡、虚寒不眠、自汗惊悸等症。

现代营养学研究表明，龙眼肉含有果糖、蛋白质、钙、镁、磷、维生素、皂素、脂肪和鞣质，龙眼核内含有大量的淀粉等多种物质。

归 脾 汤

由龙眼肉、人参、黄芪、白术、茯苓、酸枣仁、当归、木香、远志、炙甘草等组成，煎煮服用，是历代中医治疗气血不足、补气养血的良方。主要用于神疲乏力，失眠健忘、便血、尿血、妇女崩漏等症。

龙 眼 酒

取龙眼肉投入红酒中浸泡 6 个月，视酒量大小，晚饭后适量饮之，可益气，又温补脾胃，促进食欲，强身健体。

龙 眼 汤

龙眼肉、莲子、芡实各等量，煎煮成汤，去渣，每晚饭前服用，可止汗。另取龙眼干 14 枚，生姜 3 片同煮，吃龙眼肉，喝汤。外用可治脾虚泄泻。

龙眼树皮汤

取龙眼树皮 100 克洗净，水煮，去渣服汤，可治久泻不止。

龙眼核粉

取龙眼干核研末，用茶油调匀，可治烫伤。

（三）枣

枣因加工方法不同，又有红枣、蜜枣之分。其味甘、性平，无毒，食药两用，自古以来民间一贯把枣当作补气佳品。具有补气、暖胃、通窍，除邪气之功效。和百药而得枣为脾之果，脾经血分药三说，久服可轻身，延年又益寿。

现代营养学研究表明，枣含有极高的糖分和较多的维生素 C，有人誉为活维生素 C 丸。此外，枣还含有蛋白质、脂肪、铁、酒石酸等成分，均对人体十分有利。

红 枣 粉

取干红枣去核，以小火烘干后研末，每 9 克干枣粉加 3 片姜末，混匀后，以温开水送服，可健脾暖胃，治胃痛。

红 枣 汤

取红枣洗净后煎煮，吃枣喝汤，可补气虚除烦躁，治血小板减少性紫癜或失眠症。

红枣浮小麦汤

红枣 10 枚，乌梅 10 克，浮小麦 12 克，桑叶 12 克。煎煮 2 次，喝汤，可补气虚，可止汗。

红枣芹菜汤

取芹菜根 300 克，红枣 30 枚，洗净后同煎汤，吃红枣喝汤，可降胆固醇，高脂血症可常用，以防胆固醇过高。

红枣炖鸭掌汤

【组　成】 鸭掌 400 克，红枣 20 枚，西红柿 50 克，黄芪 5 克，葱白、姜片、红酒等调味品各适量。

【制　法】 鸭掌去爪尖,洗净,切段;西红柿洗净,切块;红枣和黄芪洗净。将植物油放锅中烧热,加洗净葱白、姜片爆炒后,放入鸭掌,红酒翻炒片刻后加入适量温水,投入红枣和黄芪煮 1 小时后加入西红柿,出锅前加食盐等调味品即可食用。

【功　效】 补气固表、止汗、解毒、利水消肿、生肌除疡等功效。可用于慢性胃炎、肾炎、蛋白尿、糖尿病等疾病的辅助治疗。

(四)橘子

有柑橘、金橘、香橼等品种,其果肉味酸、甘,其皮芳香、性平,无毒。果肉可食,有生津、止渴、解酒、利水功效;其皮可入药,有理气宽胸、化痰止咳等功效。

现代营养学研究表明,柑橘类水果富含维生素 C,此外含有维生素 B_1、维生素 B_2、维生素 A、烟酸、葡萄糖、果糖、有机酸,橘皮含有芳香油等物质。常食其果肉可补充维生素及葡萄糖营养素。

橘皮生姜汤

橘皮 40 克,生姜 10 克,川椒 4 克,水 1 300 毫升,共煎至 600毫升。徐徐呷之,可止胃寒引起的呕吐。

柑皮煎

柑橘皮煎煮去渣取汁,代茶饮,可治咽喉肿痛;另有柑橘皮与冬瓜皮共煮,去渣取汁,代茶饮,可消酒渴,解酒醉。

香橼汤

取鲜香橼 1 个,洗净切碎,放入有姜的杯中,加入等量的饴糖,隔水蒸至香橼烂为止(约 1 小时),去渣,饮汤,早晚各服 30 毫升。

可化痰止咳、平喘,适于慢性支气管炎患者食用。

盐制金橘

金橘洗净后切块,撒入少许食盐,腌制 1 周后,用沸水冲泡。代茶饮用,可治胃痛。

橙子通便

成熟橙子,每日 250 克,分 4 次食用,既通便又止痔疮出血。

(五)榛子

榛子味甘、性平,无毒,可生吃,也可熟吃,既可零食,也可充饥,宋代则有"行军食之可当粮"的记载。有补气益胃,滋养气血之功效。

现代营养学研究表明,榛子含有淀粉、蛋白质、脂肪,富含钙和磷;还含有铁、维生素等人体所必需的物质,故有"坚果之王"的美称。

榛 子 粥

糯米、榛仁、淮山药、砂仁,共同熬粥,食用。可补气益胃,增加食欲。适用于病后体虚,年老乏力者,常食用可增强抗病能力,促身体健康。

榛 仁 粉

取熟榛子去壳除膜,将榛仁研末,加红糖适量调匀,经常食之,可补气益血,健脾开胃,益力气,实肠胃,调中不饥,轻步健行,延年益寿。

（六）核桃

核桃又名胡桃，食药两用，均以其仁食用，味甘、性温、质滑润，具有补气益血，润燥化痰，温肺润肠之功效。

据现代营养学研究表明，核桃仁含有大量不饱和脂肪酸，含有淀粉、蛋白质、钙、磷、铁、无机盐、维生素 E 及胡萝卜素等营养成分，因不饱和脂肪酸对人体有利，可强肾健脑、补气养血，被誉为"长寿果"。

生核桃仁

生核桃仁 60 克，一日服完，连服 30 日。适用于阳痿、遗精。

熟核桃仁

煨熟的核桃仁睡前嚼之，温红酒送服。适用于小便频数。

核桃人参粉

核桃仁、人参各等量，混合研为末，每次 3 克，温水送服。适用于气虚咳喘。

核桃仁芝麻粉

核桃仁 30 克，黑芝麻 15 克，共研为末，每日晨服 15 克，温水送下。可润肤黑发。

核桃桑叶粉

核桃仁 50 克，黑芝麻 50 克，桑叶 50 克。核桃仁与黑芝麻放在一起捣烂如泥备用。将桑叶研细为末后与核桃仁泥混合均匀。每次 3 克，每日早晚各服 1 次。适用于失眠，多梦等症。

四、补气的五畜

自古有"五畜为益"之说,益气的五畜有肉、蛋、鱼等各种食品,它们含有脂肪、蛋白质等营养成分,均是人体必需的营养素。但是必须指出,动物的脂肪均为饱和脂肪酸,不可多吃,否则对人体健康不利。

(一)牛肉

牛肉有黄牛肉、水牛肉之分,以水牛肉居多,黄牛多以产奶为主,少供肉用。其味甘、性温,无毒。具有补气、安中、健脾、益胃、止渴、止唾液等功效。

据现代营养学研究表明,牛肉含有蛋白质、脂肪、维生素A、B族维生素、钙、铁、磷、烟酸等成分,其蛋白质含量高达20.1%,在猪、牛、羊肉中居最高,而脂肪含量最低,对老年人来说,吃牛肉比吃猪肉、羊肉更为有利。

牛 肉 粥

牛肉100克,洗净切成薄片,放入食盐、料酒、葱白、姜末调匀。糯米250克熬成粥后投入牛肉片煮熟后食用,大补元气。适用于老年人体虚乏力,筋骨酸软症。

牛肉黄芪汤

牛肉250克,黄芪50克,党参30克,淮山药30克,浮小麦30克,白术15克,大枣10枚,生姜15克。牛肉洗净,切块;黄芪等中药用消毒后的纱布包好。将牛肉和中药放入砂锅内,加水没过药面,用小火煮至牛肉烂熟后,取出中药包,加食盐等调味品后吃肉饮汤。适用于体弱、乏力、气虚盗汗、出汗不止的老年人。

黄牛肉汤

取黄牛肉洗净,切成薄片,用葱白、姜末、料酒调匀除异味之后煮汤吃肉。适用于体虚久泻、脱肛等症。

牛肚汤

牛肚500克,洗净切成条状,用沸水焯一遍除异味,加入葱白、生姜末、料酒调匀,放入冷水中慢慢用小火煮熟烂后,吃牛肚、喝汤。可补气养血,健脾开胃,增加食欲。适用于气短乏力,健体强身。

牛 胆

牛胆1个,挂在通风处,待干燥之后,研细成粉装入胶囊,每日酌量服之,可治咳喘。

(二)兔肉

兔肉味辛、性平且凉。具有补气健脾,凉血解毒,消渴利肠之功效。古人云:"兔肉为食品之上味。"陶弘景说:"兔肉为羹益人。"李时珍则云:"兔肉能治消渴,可压丹石毒也。"

据现代营养学研究表明,兔肉含有蛋白质、麦芽糖、葡萄糖、硫、磷、钠、钾等成分。兔肉的蛋白质含量高达21.2%,高于猪肉、牛肉、羊肉,而脂肪含量仅为0.4%,比猪肉、羊肉、牛肉均低,又含有糖类成分,食用之后可获得足够的蛋白质和糖,又没有饱和脂肪酸,非常适合高血脂、肥胖和有心脑血管疾病的老年人食用。

兔肉汤

选去皮兔肉洗净、切块,加入适量淮山药和姜片共煮,出锅前加入料酒,红糖调味即可食用。可补气健脾,暖胃助消化。适合年老体虚,口渴体弱者食用。

兔肝粥

取兔肝二具洗净之后,切块。糯米 100 克熬粥,出锅前放入兔肝,煮熟后即可食用。适合肝血不足,头晕眼花的老年人食用。

兔肉黄芪汤

兔肉 200 克,黄芪 15 克,党参 15 克与红枣 10 枚,枸杞子 15 克,共煮,吃肉喝汤。适用于气虚脾弱者的哮喘、乏力、头昏、眼花等症。

(三)鸡肉

古人将鸡肉列为羽族之首。其味甘、性微温。具有温中、补气、暖胃、强筋骨、活血、节尿、止带等功效。

据现代营养学研究表明,鸡肉含有蛋白质、脂肪、维生素 A、维生素 D、维生素 C、维生素 E、烟酸、钙、磷、铁,鸡肉的脂肪为不饱和脂肪酸,是老年人及心脑血管疾病患者的理想食品。

母鸡肉

取黄母鸡肉洗净、切块,加入黄芪 30 克,党参 15 克,淮山药 15 克,红枣 15 克,再加红酒和凉水,与鸡肉混合,放入蒸笼内蒸熟,分数次食用。适用于病后体虚,年老体虚,筋骨不灵,腿脚不便,气喘乏力,小便频数,口渴舌燥等症患者。

乌鸡豆蔻汤

乌鸡 1 只,除内脏,洗净,鸡腹内放党参 20 克,白术 15 克,茯苓 12 克,砂仁 3 克,豆蔻 9 克,生姜 9 克,共煮至熟,放入食盐、红酒调料之后食之,适用于脾虚久泻。

白公鸡红豆汤

取白公鸡洗净,切块,加适量红豆共煮至鸡熟。饮汤可治水气水肿。

乌鸡粥

取乌鸡肉洗净,切块,加入适量红酒共煮至鸡熟后留鸡汤。另取糯米熬成稀饭,喝粥时,取适量乌鸡汤投入稀饭中同服。适用于老年人脑中风后心烦语涩,舌强难转,目睛不转等症。

文旦鸡

取文旦(柚子)1个,切开顶端,取出果肉,放入洗净、切块的乌鸡肉,加入少量水,不放食盐和调料,再将顶盖复原,外用纸密封之后,用泥包裹成团,用柴火烤5小时左右,待鸡熟后,去泥开盖,饮汁吃肉,每周服用1次,可治气虚咳喘,冬至之日食用效果更佳。

鸡 肝

取鸡肝洗净后煮熟,切片,蘸青葙子粉食之,可治老年人肝虚目暗。

(四)鹌鹑

鹌鹑肉味甘、性平。具有补中益气,滋养脏腑,强筋骨,耐寒暑,止泻之功效。

根据现代营养学研究表明,鹌鹑肉含有蛋白质、脂肪及钙质等无机盐,其营养及药用价值极高,有"动物人参"之美称和"要吃飞禽,还数鹌鹑"之说法,实为肉类佳品。

鹌鹑汤

将鹌鹑洗净,切块,加红酒、红糖等调味品,煮熟后食肉喝汤,可治久咳气短,老年咳喘。

鹌鹑杜仲汤

鹌鹑1只取出内脏,洗净之后,放入杜仲9克,枸杞子30克,入水中煮熟,加调味品后食肉饮汤。可治腰膝酸痛,腿脚不畅,老年人气虚乏力。

鹌鹑红豆汤

鹌鹑洗净之后切块,与红豆适量,生姜数片共煮至熟,加入调味品食之,可治痢疾。

(五)鸽肉

鸽子古称飞奴,又叫鹁鸽,肉味咸、性平。具有补气益精,滋养肝肾之功效。

据现代营养学研究表明,鸽肉含有较多的蛋白质,又有无机盐和少量脂肪。适用于老年气虚体弱者食用。

白鸽汤

将白鸽肉洗净,切成小块,与淮山药30克,玉竹30克共煮,熟后食肉喝汤。可治气短乏力,口渴咽干。

白鸽北芪汤

将白鸽肉洗净,切成小块,放入北黄芪15克,党参15克,淮山药30克,共煮至熟后,加入食盐等调味品食用。可治老年人肾亏体虚、尿频不尽,失眠多梦。

(六)鲫鱼

鲫鱼又名鲋鱼,其味甘、性温。具有补气健脾,利水消肿,通脉下乳,清热解毒之功效。

据现代营养学研究表明,鲫鱼含有较高的蛋白质,多种氨基酸、钙、磷、铁、维生素,低脂肪,十分适合老年人食用。

鲫 鱼 汤

将鲫鱼洗净,除异味,切成小块,与赤小豆共煮至熟,加少许红糖调味食用。可治老年性肾衰竭、体虚水肿。

鲫鱼冬瓜汤

取洗净鲜鲫鱼 200 克,冬瓜皮 100 克,共煮至熟,略以糖醋调味,不加盐食之。可治周身水肿,气郁不舒等症。

鲫鱼黄芪汤

洗净鲫鱼肉 500 克,黄芪 30 克,炒枳壳 12 克,水煮熟,去药食肉饮汤,可治脱肛、胃下垂。

(七)泥鳅

泥鳅又称鳟鱼。其味甘、性平。具有补气暖中,解毒收痔之功效。

据现代营养学研究表明,泥鳅含有较高的蛋白质,又有维生素 A 及 A 原,还含有钙、磷、铁等营养成分。此外,泥鳅具有很强的抗炎消炎作用。

泥鳅大蒜汤

活泥鳅放在水中一日之后吐尽异物异味,与大蒜同煮,不加盐食用,可治水肿。

泥鳅荷叶粉

将泥鳅阴干,去头尾烧成灰,与等量荷叶共研为末,每次 10 克,每日 2 次,用温开水送服。可治消渴症,适合舌燥口渴者食用。

泥 鳅 肉

常食泥鳅可补气温中,改善阳事不起。

(八)鳝鱼

鳝鱼因皮呈黄色,又名黄鳝。其味甘、性温。具有补气助力之功效,可祛风寒痹湿,可通血脉,又利筋骨,治气虚乏力,疖疮痔瘘诸症。

据现代营养学研究表明,鳝鱼含有蛋白质、脂肪、钙、磷、铁、维生素等营养成分,适合老年人食用。

黄鳝黄芪汤

黄鳝 1 条,除去内脏,与黄芪共煮至熟后食用,可大补元气,又利血脉。可治体虚乏力,心悸气喘,头晕眼花,适合气虚的老年人食用。

鳝 鱼 血

取鳝鱼血,放入少许麝香拌匀后外用,可治口眼㖞斜。左斜涂右,右斜涂左,其血可刺激神经,促使瘫痪肌肉恢复正常。单用新鲜鳝鱼血,滴入排脓消毒后的患耳内,侧卧 30 分钟,可治中耳炎。

鳝 鱼 肉

鳝鱼煮熟后,加入食盐等调味,可治内痔出血,脱肛、子宫下垂等。

(九)牛奶

牛奶味甘、性平。具有补气、益肺、润肤、解毒、通便之功效。

据现代营养学研究表明,牛奶为完全蛋白质食品,含有八种氨基酸、乳糖、脂肪、胆固醇、维生素等营养成分,蛋氨酸和赖氨酸很丰富;乳糖和乳清蛋白也对人体十分有利。

牛奶治胃溃汤

牛奶 250 克,白及 6 克共煮,沸后加蜂蜜 30 克,顿服,每日 1次,长期饮用,既可保健,又可治病。

牛奶大枣粥

牛奶、糯米、大枣共熬粥服用,常食可治气虚体弱,贫血乏力,尤其适合气虚的老年人食用。

牛奶葱汁

牛奶、蜂蜜、葱汁少许共煮,空腹食之可治习惯性便秘。

五、补气药膳

补气药膳是由补气中药,补气食物组成的膳食,具有补气升阳、益卫固表、健脾暖胃、强身健体之功效。它最适合气虚乏力、病后体虚、身体虚弱、年老体衰等人群食用。

(一)粥类补气药膳

抗衰老粥

【组　成】 大米 100 克,炙黄芪 30 克,党参 15 克,红糖适量。

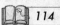

【制　法】　将黄芪和党参切成薄片,先用冷水浸泡,后入砂锅煮沸,改用小火煎煮 20 分钟,取药汤,药渣 2 次煎煮,留汤去渣,将 2 遍药汤合并。另取大米熬粥,待粥熟后,将药汤投入粥内拌均匀,稍沸即可。食用时可根据自身口味加入红糖等调味品。

【功　效】　补元气,疗虚损,健脾胃,抗衰老。适用于疲倦内伤,五脏虚损,久病体衰,年老体虚,气虚水肿等一切气虚血衰之症。

健脾益肾粥

【组　成】　糯米 30 克,赤小豆 15 克,金橘饼 1 块,生黄芪 15 克,生薏苡仁 15 克,鸡内金 5 克。

【制　法】　鸡内金研成粉末。将黄芪水煮后,捞出药渣,留药液,投入糯米、赤小豆和生薏苡仁共煮成粥,加入鸡内金粉末并调匀,边吃金橘饼边喝粥,每日 1 剂。

【功　效】　健脾益肾。适用于慢性肾炎,肾盂肾炎引起的水肿,蛋白尿患者亦可服食。

山白粥

【组　成】　糯米 50 克,山药 20 克,白术 20 克。

【制　法】　将山药和白术研成粉末。糯米洗净熬成粥后,加入山药粉,煮沸片刻并搅均匀即可食用。

【功　效】　补气健脾。适用于食少纳呆,消瘦腹泻人群食用。

(二)汤类补气药膳

黄芪鲫鱼汤

【组　成】　鲫鱼 500 克,黄芪 15 克,葱白、姜片、红糖、红酒、醋等调味品各少许。

【制　法】　将黄芪用消毒纱布包好,水煮 2 次,合并药液。锅内加入适量植物油,待油热后投入姜片和葱白,煸出香味,放入鲫鱼、酱油、酒、食盐等调料,加入清水 500 毫升后,放入黄芪药液,烧开后改用小火煲至鲫鱼熟后,加香油、胡椒粉即可食用。

【功　效】 黄芪补气又暖胃。适用于气虚乏力,食欲缺乏,消化不良,便溏泄泻,脱肛,胃下垂等。

黄芪羊肉汤

【组　成】 羊肉 250 克,红枣 20 枚,黄芪 15 克,姜片、红酒、香油等调味品各适量。

【制　法】 将羊肉洗净,用沸水焯掉异物异味。锅放植物油,待油热后投入羊肉翻炒至半熟,加入生姜片和红酒煸炒几下,投入红枣和黄芪加入清水,先用大火烧沸后改用小火煮至熟透,出锅时放香油等调味品,食肉喝汤。

【功　效】 补气健脾,强身健体。适用于病后体虚,身体瘦弱,年老体衰等人群。

乳鸽炖芪汤

【组　成】 乳鸽 1 只,黄芪 18 克,食盐少许。

【制　法】 将乳鸽洗净后切块,与黄芪片一起入锅内,加入适量清水隔水蒸熟,放入食盐,调味之后即可饮汤吃肉。

【功　效】 补气益中,滋阴补肾。适合气虚乏力,体倦自汗的人群食用。

芪 枣 汤

【组　成】 生黄芪 30 克,红枣 30 克。

【制　法】 将生黄芪和红枣共煮,用大火煮沸后改用小火煮30 分钟后,饮汤吃枣,常服强身健体。

【功　效】 补气补血。适用于病后体虚,气血不足,体弱多病的人群。

太子鸡汤

【组　成】　童子鸡1只，太子参20克。

【制　法】　将童子鸡去毛，在下腹部挖个小洞，取出内脏，洗净之后，将太子参放入鸡腹内，炖熟后喝汤吃肉。

【功　效】　补气养血。适用于气血不足，气虚体弱，病后气血双亏的人群。

（三）茶酒膏糕类补气药膳

西洋参茶

【组　成】　西洋参2克。

【制　法】　取西洋参粉末或薄片，用沸水冲泡片刻后，饮用，若使用参片者则可反复冲泡3次，最后将参片细嚼之后吞服。

【功　效】　大补元气，补虚健身。适用于病后体虚，身体虚弱，烦热口渴，气短、乏力的人群。

补气酒

【组　成】　黄芪100克，红酒1 000毫升。

【制　法】　将黄芪切成薄片或研末，浸泡于红酒中，密封存放30天，过滤后取药酒，余下药渣可再次加入500毫升红酒浸泡。每次10～20毫升，每日2次，饮用。

【功　效】　补气健脾，升阳固脱。适用于气虚气短，少食纳呆，四肢无力，动则气喘，体虚多汗，脱肛，子宫下垂等症者。

黄桂膏

【组　成】　黄芪50克，白芍50克，桂枝50克，生姜100克，大枣 20 枚,红糖适量。

【制　法】　将黄芪、白芍、桂枝、生姜、大枣共煮 2 次,滤取药液,并将 2 次药液合并,加入红糖搅拌均匀,再煎煮片刻,待药液浓缩成稠膏状即可。每次 50 克,每日 2 次,温开水送服。

【功　效】　补气温阳,和血通脉。适用于手脚怕冷,肌肤麻木,脑卒中后,半身不遂,脚体不顺,步态不稳,半身出汗,肌肉消瘦,气短乏力,年老体虚等人群。

补中益气糕

【组　成】　鸡蛋 500 克,黄芪 18 克,党参 18 克,红枣 18 克,当归 6 克,白术 6 克,陈皮 5 克,炙甘草 3 克,升麻 3 克,柴胡 3 克,生姜 9 克,红糖 500 克,面粉 900 克,苏打 2 克。

【制　法】　将黄芪、党参、红枣(去核)、陈皮、升麻、白术、炙甘草、柴胡、当归共研为细粉末;生姜洗净榨汁。将鸡蛋打成浆泡,加入红糖继续打成浆泡,放入姜汁和苏打搅匀后,放入药粉和面粉搅拌均匀制成软材,压成饼状,放入蒸笼内蒸熟后,置于通风处,待冷后切成小方块即可食用。

【功　效】　补中益气。适用于气虚体弱,疲倦乏力、久泻、脱肛、子宫下垂的人群。

第四章　补血药膳

　　中医将血病分为血虚、血热、出血、瘀血4种。血虚应补血，又称养血，属于补虚法范畴。补虚法中的补血可治血虚所引起的头昏眼花，心悸失眠，面色萎黄，唇甲苍白、舌淡、脉细等证候。应用补血药膳，可活血养血，舒通血脉，散瘀消滞，血脉流畅，增强脏器功能，提高抗病能力，促进身体健康。常用补血药膳，对贫血和气血虚弱，失血过多等人群具有良好的辅助治疗作用，有利于病后体弱的早日康复。

一、补血粮食

　　五谷为养。具有养血功能的五谷有黑豆、芝麻、花生，现分别介绍如下。

（一）黑豆

　　黑豆又名乌豆，其味甘、性平，无毒。具有活血、散瘀、下气、解毒等功效。

　　据现代营养学研究表明，黑豆含有大量蛋白质、多不饱和脂肪酸、铁、黑色素等成分，其中铁对贫血有治疗作用。

黑豆猪尾汤

【组　成】　猪尾1条,黑豆150克,陈皮10克,红枣15克,食盐等调味品各适量。

【制　法】　猪尾洗净,切段,水焯10分钟;黑豆除杂炒至黑衣裂开,洗净,沥干;红枣去核;陈皮浸软。上述4种食药放入砂锅中,加入清水,先用大火烧沸,后改用小火煲3小时左右,加入食盐等调味品即可食用。

【功　效】　固本益血,补肾养血,解郁安神,乌发明目,调理气血。适用于头昏眼花,心悸失眠,面黄发白的老年人。

醋 黑 豆

【组　成】　黑豆120克,优良陈醋250毫升。

【制　法】　将黑豆除杂洗净,沥干后放入容器(玻璃瓶)内,倒入优质陈醋,没过黑豆面后,加盖密封,贮存60日后,即可食用。每次5克,每日2次,坚持食用,必有成效。

【功　效】　活血通脉,软化血管,护肤黑发。适用于面色㿠白,血脉滞瘀,血流不畅,脂溢性脱发,圆形脱发的老年人。

黑豆衣汤

【组　成】　黑豆衣10克,浮小麦10克。

【制　法】　黑豆衣和浮小麦共煮汤饮用。

【功　效】　滋阴补肾。适用于肾虚引起的盗汗、耳鸣、耳聋、尿频等症的老年人。

(二)黑芝麻

黑芝麻又名胡麻。其味甘、性平。具有补血、暖脾胃,强筋骨、明耳目,耐饥渴,养须发等功效。

据现代营养学研究表明,本品含有蛋白质、氨基酸、脂肪、铁、磷、钙,尤其铁的含量高达每 100 克中含 50 毫克,十分适合贫血的人群补血之用。

黑芝麻粥

【组　成】　大米 150 克,黑芝麻 25 克,红糖适量。

【制　法】　黑芝麻除杂,洗净后炒熟。将大米洗净后,放入锅内熬成粥,再加入炒熟的黑芝麻及红糖调味搅匀即可食用。

【功　效】　补血养发,安神益智,益精填髓,润肠通便。适用于气血双亏,脾胃不和,疲乏失眠,易燥便秘,贫血面白的老年人。

芝麻核桃糊

【组　成】　黑芝麻、核桃肉、松子仁各等量,蜂蜜适量。

【制　法】　将黑芝麻、核桃肉、松子仁分别炒熟后,共研成细粉末,加入蜂蜜即可。每次 15 克,早晚空腹食用。

【功　效】　润肠通便。适用于老年习惯性便秘。

姜汁黑芝麻

【组　成】　黑芝麻 250 克,生姜 150 克。

【制　法】　将生姜洗净后沥干,榨汁去渣。姜汁与黑芝麻共同炒熟即可。每次 20 克,早晚各服 1 次。

【功　效】　润肺益气。适用于老年人肺气虚损所致的咳嗽气喘。

(三)花生

花生又名长寿果。因具有健身益寿之功效而得名“长寿果”。民间则有“常吃花生能养生,吃了花生不想荤”,可见花生对养老和养生均有益处。

据现代营养学研究表明,花生含有蛋白质、氨基酸、不饱和脂肪酸、脂溶性维生素 E、维生素 K、卵磷脂及脑磷脂等成分。花生衣具有抗纤维蛋白溶解、调整凝血因子缺陷等作用,用花生衣制成的止血宁产品,可用来治疗再生障碍性贫血。

带衣花生仁

生花生煮熟后,去壳吃带衣花生仁,每次 60 克,每日 3 次,连食 1 周,可治再生障碍性贫血、血小板减少性紫癜等病。

花生外壳汤

将花生外壳洗净后放入砂锅内煮沸后,小火保温慢煮 30 分钟,去渣饮用汤汁,可降胆固醇(因为花生外壳含有木樨草素,可降胆固醇)。

【注　解】　据文献报道,花生受潮后易受真菌污染,而产生致癌性很强的黄曲霉毒素,吃了霉变的花生有引发肝癌的可能,为此提醒广大读者,霉变的花生千万不可食用,以防癌症的发生。

(四)紫米

紫米因紫红色而得名,其味甘、性平,无毒。具有健脾开胃,暖肝明目,补血益气的功效。

据现代营养学研究表明,紫米含有淀粉、蛋白质、B 族维生素、铁、钙、钾、镁,其中的铁元素具有补血功效。

紫米薏仁粥

【组　成】　紫米 50 克,薏苡仁 50 克,大米 100 克。

【制　法】　将大米、紫米、薏苡仁分别洗净后放入锅内,加入适量清水,先用大火煮至沸后,改用小火熬煮 30 分钟,待凉后服食。

【功　效】　益气补血,明目活血。适用于面黄肌瘦,头晕眼花,脾胃不和,消化不良的老年人。

紫米红枣粥

【组　成】　紫米 100 克,红枣 20 枚,红糖适量。

【制　法】　将红枣去核,与洗净的紫米共同熬粥,待粥熟后凉服,必要时可加红糖调味食用。

【功　效】　益气补血,滋阴养血。适用于防治贫血的人群。

二、补血蔬菜

五菜为充,补充含有铁质的蔬菜,对缺铁性贫血极为有利,自然界含铁的蔬菜较多,经常食用有助于缺铁性贫血患者早日康复。

(一)芹菜

芹菜味香、性平,无毒。具有益气通脉,止血养精之功效。

据现代营养学研究表明,芹菜含有糖类、蛋白质、钙、磷、铁,其中铁含量高达每 100 克中含 8.5 毫克,所以是缺铁性贫血患者的佳蔬。此外,还含有维生素、甘露醇、元荽苷等成分。

芹菜炒猪肝

【组　成】　芹菜 250 克,猪肝 150 克,姜片、葱花等调味品各适量。

【制　法】　芹菜除杂洗净,切段,放入沸水中焯一下除异味。将猪肝洗净后切成薄片,投入姜片、葱花的热油锅中快速爆炒至熟,改用小火投入芹菜翻炒片刻后,加调味品拌匀即可食用。

【功　效】　补充铁质,促进造血功能。适用于缺血性贫血患者辅助治疗。

芹 菜 汁

【组　成】　芹菜、蜂蜜各适量。

【制　法】　将芹菜洗净,切段压榨,取汁去渣,菜汁加蜂蜜,每次 3 匙,每日 3 次,口服,连服 7 日。

【功　效】　可防脑中风和降低血压,适合高血压患者食用。

(二)菠菜

菠菜又名菠棱。其味甘、性平,无毒。具有通脉、宽胸开膈、调中和血、调燥止咳功效。

据现代营养学研究表明,菠菜含有糖类、维生素 A 原、维生素 C、B 族维生素,其根部含有较多的铁元素。

菠菜根炒猪皮

【组　成】　芹菜根 200 克,猪皮 100 克,调料适量。

【制　法】　将芹菜根洗净,切段。猪皮去毛,洗净,切成薄片,与芹菜根段一起放入热油锅中翻炒至熟,加入调料搅匀后即可食用。

【功　效】　补充铁元素,促进造血功能。适用于失血性贫血患者的辅助治疗。

(三)苋菜

苋菜有红苋菜、白苋菜、斑苋菜 3 种。其中,红苋菜药用价值最好,常用在药膳之中。红苋菜含有较多的铁元素,有利于补铁,广泛用于缺铁性贫血的辅助治疗。

苋菜面条

【组　成】　红苋菜 500 克,面条 300 克,姜末、葱白等调味品各适量。

【制　法】　苋菜叶洗净,面条煮熟。锅内放入油,待热后投入姜末、葱白翻炒后投入苋菜叶翻炒片刻加清水煮熟后,加入面条和调味品即可食用。

【功　效】　补充铁质,促进造血功能。适用于缺铁性贫血患者的辅助治疗。

（四）黑木耳

黑木耳又名木蛾。其味甘、性平,无毒。具有益气补血,养容耐饥,润肺补脑,强身健体等功效。

据现代营养学研究表明,黑木耳含蛋白质、脂肪、糖类、钙、磷、铁、维生素 B_{12}、胡萝卜素、B 族维生素、烟酸、甾醇、磷脂、胶质等成分,尤其是胶质被公认为纯天然滋补剂,对人体健康十分有利。

黑木耳红枣汤

【组　成】　黑木耳 30 克,红枣 30 枚,红糖适量。

【制　法】　黑木耳洗净泡发后与红枣共煮至熟,加入红糖调味,吃红枣及木耳,喝汤。

【功　效】　益气补血,养容润肤。适用于贫血及失血过多、气血双亏的老年人。

黑木耳鸡蛋粥

【组　成】　大米 100 克,黑木耳 15 克,鸡蛋 2 个,菠菜根 20 克,黄豆芽 15 克,海米 10 克,调味品各适量。

【制　法】　将黑木耳洗净,用凉水泡发;菠菜根洗净,切段;黄豆芽去头去尾,洗净;海米洗净。先炒菠菜根至熟后,将 2 个鸡蛋倒入锅内,摊成蛋皮并切条。大米洗净后,用凉水浸泡 30 分钟,投入已沸腾的水内煮熟,投入黑木耳、黄豆芽、海米再煮片刻,至黑木耳熟后,加入蛋皮条搅匀后加调味品即可食用。

【功　效】　补血益气,调养五脏。适用于缺铁性贫血。因黑木耳内含有维生素 K,具有止血作用,也适合脑出血患者食用。

黑木耳猪肝汤

【组　成】　猪肝 500 克,水发黑木耳 20 克,田七 10 克,蜜枣 15 克,调味品各适量。

【制　法】　将蜜枣洗净,去核;田七洗净后混合捣碎;水发黑木耳洗净,切片。将猪肝洗净、切片与捣碎的田七、蜜枣、黑木耳搅匀,投入锅内、加入清水,烧沸后改用小火煲 3 小时后加调味品待凉后食用。

【功　效】　活血散瘀、补血明目等功效。适用于血虚、血瘀所致的眼底动脉硬化和眼底出血症。

三、补血水果

五果为益,有助于补血的水果均含有较多的铁元素,吃了之后,可使人体获得充足铁质,从而促进造血功能的恢复和健全,使缺铁性贫血患者得到有效治疗,因而成为补血膳食的佳果。

(一)枸杞子

枸杞子味甘、性平,无毒。具有补血益肝,明目、养肾。可治肝肾阴虚,血虚所引起的头昏、目眩、耳鸣、眼花、腰痛等症。

据现代营养学研究表明,枸杞子含有丰富的胡萝卜素、玉蜀黍黄素、维生素 B_1、维生素 B_2、维生素 C、铁、钙、磷等。

枸杞羊蹄汤

【组　成】　羊蹄 500 克,枸杞子 15 克,龙眼肉 10 克,当归 15

克,姜片、红酒等调料各适量。

【制　法】 羊蹄洗净,切块,焯水捞出与枸杞子、龙眼肉、当归、姜片放入砂锅内,放红酒后加入清水,先用大火烧沸后,改用小火煲至羊蹄熟烂为止,加入食盐等调味品后即可食用。

【功　效】 补血、益肝、养肾、滋阴等功效。适用于阴虚、血虚所引起头昏眼花,面色㿠白,健忘失眠的老年人。

枸杞牛肉汤

【组　成】 牛肉 200 克,胡萝卜 100 克,枸杞子 15 克,姜片、葱白各适量。

【制　法】 将牛肉洗净,切块,焯水,去沫;枸杞子洗净;胡萝卜洗净,切块。锅内放入植物油,烧热后投入姜片和葱白爆炒香后,放入牛肉、胡萝卜、枸杞子和清水,用大火烧沸后,改用小火煮至牛肉熟烂,加食盐等调味后则可食用。

【功　效】 补血益气,温补脾胃。适合于气血双亏,血不养容,眼花耳鸣的人群使用,也可用于失血过多的辅助治疗。

枸杞骨髓汤

【组　成】 猪骨髓 100 克,枸杞子 10 克,鸡汤、红酒等调料各适量。

【制　法】 将猪骨髓洗净,切段,焯水;枸杞子洗净。将鸡汤倒入锅中,放入猪骨髓和枸杞子,用大火煮片刻后,加入红酒等调料,搅匀后即可食用。

【功　效】 补血明目,延缓衰老之功效。适用于肾虚血虚的老年人。

(二)龙眼肉

龙眼肉又名桂圆肉。其味甘、性平,无毒。龙眼肉归脾经、补血、缓胃、壮阳益气,古人称之为"果中神品",年老体弱者尤为适用。

据现代营养学研究表明,龙眼肉内含有蛋白质、糖、铁、磷、维生素 C、B 族维生素等成分。

龙眼莲子汤

【组　成】　龙眼肉 10 枚,莲子 10 粒,芡实 10 粒。

【制　法】　将龙眼肉、莲子、芡实放在锅中共煮至莲子熟烂,睡前服用。

【功　效】　补脾血、安神志、止汗等功效。适用于贫血患者的辅助治疗,也适宜劳伤心脾,健忘怔忡,虚烦失眠,体虚盗汗的老年人食用。

龙眼莲子粥

【组　成】　糯米 50 克,龙眼肉 15 克,莲子 10 粒,红枣 6 粒。

【制　法】　将莲子去皮,去心,洗净;红枣去核,洗净;龙眼肉洗净。糯米淘净后与莲子、龙眼肉、红枣一起放入锅中,加入清水熬粥待熟后食用。

【功　效】　补血安神。适用于心阴血虚,脾虚气弱,心律失常,骨质疏松症的辅助治疗,也可供病后体虚、血虚体弱,健忘失眠的老年人食用。

(三)红枣

红枣又名大枣,其味甘、性平,无毒。具有补五脏、润心肺,和百药治虚损之功效,而被《神农本草经》列为上品。

据现代营养学研究表明,红枣含有糖类,蛋白质、脂肪、维生素 C、维生素 P、柠檬酸、酒石酸、铁等多种成分。

红枣黑豆汤

【组　成】　红枣、黑豆各等量，红糖适量。

【制　法】　将去核红枣和黑豆洗净后，加入清水共煮至黑豆熟烂，加入红糖调匀后食用。

【功　效】　健脾补血。适用于贫血的辅助治疗，也可用于血虚所引起的面色㿠白，健忘失眠，经常出汗的年老体弱者使用。

红枣荔枝粥

【组　成】　大米 100 克，红枣 10 粒，荔枝 8 粒，红糖适量。

【制　法】　将荔枝去皮核，洗净。红枣去核，洗净；大米淘净后与荔枝、红枣一起放入锅中，加入清水，先用大火煮沸，改用小火煮熟，加入红糖调匀后服食。

【功　效】　补血理气，健脾益肝。适用于防治贫血，也适于血虚面白，失眠健忘，体虚出汗的老年人食用。

（四）桑葚

桑葚又名文武实。其味酸甜、性平，无毒。具有滋阴养血，通血脉利五脏，安神志等功效。

据现代营养学研究表明，桑葚含有葡萄糖、蔗糖、果糖、维生素 C、B 族维生素、维生素 A 原、钙、铁等成分。

桑葚膏

【组　成】　鲜桑葚、蜂蜜各适量。

【制　法】　将鲜桑葚去杂，洗净，用消毒纱布包后压榨除渣取汁，煮沸浓缩后加入蜂蜜，小火浓缩至稠膏即可。每次 1 匙，每日 2 次，温水送服。

【功　效】　补血安神，疏通血脉之功效。适用于贫血的辅助治疗,也可供气虚神衰,腰膝疼痛,手脚不便,大便干燥的老年人食用。

桑葚五味子汤

【组　成】　桑葚 10 克,五味子 10 克。

【制　法】　将桑葚和五味子放入砂锅煮 20 分钟,共煮 2 次,2 次药液合并,早晚各服 1 次。

【功　效】　补血养血,收敛止汗。适用于气血虚损,自汗盗汗者。

四、补血五畜

五畜为益,凡含有铁质的动物肉或内脏均具有补血功效,有益于缺铁性贫血患者补充铁质和辅助治疗,有助于血液的生成、循环和补血。

(一)猪肝

猪肝味腥、性温,无毒。具有补血、益肝、明目之功效。

据现代营养学研究表明,猪肝含铁量为猪肉的 10 多倍,维生素 A 的含量也很高,还有 B 族维生素、维生素 C、蛋白质、葡萄糖等营养成分,可用于补血、明目。

猪肝菠菜汤

【组　成】　猪肝 250 克,菠菜 100 克,姜末、食盐等调味品各适量。

【制　法】　将菠菜带根洗净,切段,根叶分开;猪肝洗净,切成薄片。锅内放入植物油,待热后,投入姜末、菠菜根爆炒后,加入清水,待沸后加入猪肝片炒熟,再加入菠菜叶及食盐等调味品后即可食用。

【功　效】　补血、明目。适用于贫血患者的辅助治疗,也可供血虚眼花的老年人食用。

猪肝花生汤

【组　成】　猪肝50克,花生仁50克,猪血200克,姜末、葱白等调味品各适量。

【制　法】　猪肝洗净,切片;猪血洗净,切块;花生仁洗净后用温开水浸泡1小时。锅内放入植物油烧热后,放入姜末、葱白翻炒,加入猪血块及猪肝炒熟后,加入清水,放入浸泡的花生仁煮片刻,待花生仁熟后,加入食盐等调味品调匀即可食用。

【功　效】　补血,可调节和改善造血功能。适用于贫血患者辅助治疗,也可用于出血性疾病的辅助治疗。

(二)猪皮

猪皮味咸、性寒,无毒。具有通脉、润肤之功效。

据现代营养学研究表明,猪皮含有蛋白质、脂胶、胶质等营养成分。

猪皮红糖汤

【组　成】　猪皮100克,红酒、红糖等调味品各适量。

【制　法】　将猪皮去毛,洗净,切薄片,加红酒调匀后,放入锅内加入适量清水,用小火煮至肉皮稀烂后,加入红糖等调味品后可吃肉皮、饮汤。

【功　效】　补血通脉。适用于失血性贫血。

猪皮红枣花生汤

【组　成】　猪皮100克,红枣10枚,花生仁30粒,食盐等调味品各适量。

【制　法】　猪皮去毛、洗净,切成薄片;红枣去核,洗净。将花生仁洗净后,与猪皮、红枣一起放入锅内,加入清水,用小火煮至肉皮熟烂之后加入食盐等调味品食用。

【功　效】　补血。适用于失血性贫血,便血及痔出血患者的辅助治疗。

(三)羊血

羊血味咸、性平,无毒。具有补血、凉血、祛瘀等功效。据《本草经疏》记载:"女人以血为主,血热则生风,血虚则闷绝。羊血咸平,能补血、凉血,故女人血虚中风及血闷欲绝也。"由此说明,羊血更适宜妇女血虚者服用。

羊血菠菜汤

【组　成】　羊血100克,菠菜50克,红酒等调味品各适量。

【制　法】　将羊血洗净,切块;菠菜去杂,洗净,切段。锅内放入适量植物油,待热后加姜末、葱白和菠菜根爆炒,至菠菜根熟后放入羊血翻炒,加入清水共煮20分钟后,再加入菠菜叶和红酒等调味品即可食用。

【功　效】　补血通脉。适用于缺铁性贫血的辅助治疗。

(四)羊骨

羊骨味甘、性温。具有补血、健脑、益肝肾、强筋骨等功能。

羊骨红枣汤

【组　成】　羊胫骨4条,红枣100克,红酒适量。

【制　法】　将羊胫骨洗净,砸碎放入锅内,加入适量清水和红酒,用大火烧沸后改用小火煲1小时以上,加入红枣煮至软熟,吃枣饮汤,分 2 次服用。

【功 效】 补血。适用于再障性贫血,血小板减少性紫癜的辅助治疗。

羊 骨 粥

【组 成】 羊肋骨 1 条,羊脊骨 1 条,红枣 20 枚,大米 100 克,食盐、葱花等调味品各适量。

【制 法】 将大米洗净,放入冷水浸泡 30 分钟,捞出沥干;将羊骨洗净,砸碎;红枣去核,洗净。将羊骨放入砂锅内,注入冷水,先用大火烧沸后,改用小火炖 1 小时,加大米和红枣煮 30 分钟,待熟后加入食盐和葱花等调味品即可食用。

【功 效】 本粥具有补气血,强筋骨功效。适合脾弱肾虚,气血双亏,腰膝酸软的老年人食用。

(五)鮸鱼鳔

鮸鱼鳔加工后入药,其味甘、性平,无毒。具有养血功效,可用于再生障碍性贫血。

鮸鱼鳔当归汤

【组 成】 鮸鱼鳔 10 克,当归 10 克,红枣 10 枚。

【制 法】 将红枣去核,洗净,与鮸鱼鳔、当归一起放入砂锅,加入清水没过药面,用大火烧沸,改用小火炖 20 分钟,吃枣饮汤。

【功 效】 活血补血。适用于再生障碍性贫血的辅助治疗,长期服用必有成效。

(六)鲟鱼

鲟鱼味甘、性平,无毒,其功效为补血益气,活血通脉。

鲟鱼山药汤

【组　成】　鲟鱼100克,山药10克,白术10克,红枣10枚,红酒等调味品各适量。

【制　法】　鲟鱼洗净,切块;红枣去核,洗净。锅内放入植物油,待热加姜末、葱白翻炒后,将鲟鱼块、红枣、山药、白术一起放入锅内翻炒片刻,再加入清水用大火烧沸,改用小火煲20分钟,鱼肉熟烂后加红酒等调味品即成。吃鱼肉和红枣,饮汤。

【功　效】　补气补血双重功效。适用于贫血的辅助治疗。

(七)大黄鱼

大黄鱼又名黄花鱼、黄瓜鱼,其鳔和白脬既可食用又可药用。

白脬粉末

取大黄鱼白脬(膀胱)焙干研为末,每次3克,每日3次,内服。可治再生障碍性贫血、血小板减少性紫癜、粒细胞型白血病。

大黄鱼鳔

大黄鱼鳔120克,加水慢炖,不断搅拌,使全部溶化,分做8次食用,每日2次。适用于出血性紫癜。

(八)海参

海参又名刺参。其味甘、性强,无毒。具有滋阴、补血、壮阳、润燥等功效。

据现代营养学研究表明,海参含有蛋白质、铁、钙、维生素等营养成分。常食用海参汤,可辅助治疗再生障碍性贫血。

海参猪骨汤

【组　成】 猪胫骨 500 克,海参 50 克,红枣 20 枚,姜片等调味品各适量。

【制　法】 猪胫骨洗净,砸成段,用沸水焯后;红枣去核,洗净;海参洗净,切片。将猪胫骨、海参、红枣和姜片放入锅内,加入红酒及清水适量,先用大火烧沸后,改用小火煲 3 小时以上,加入食盐等调味品则可食用。

【功　效】 补血又补钙,可用于再生障碍性贫血的辅助治疗。

五、补血药膳

补血药膳是由含有铁元素、蛋白质、维生素等成分的食药两用材质组成。常用的中药有当归、阿胶、枸杞子、熟地黄、何首乌、鸡血藤;常用的食材有龙眼肉、红枣、坚果、乌梅。它们都具有补血功效。

(一)粥类补血药膳

当归羊肉粥

【组　成】 大米 250 克,羊肉 100 克,当归 15 克,姜末、葱段等作料各适量。

【制　法】 将羊肉洗净,切块;当归切片,放清水浸透。大米洗净后与羊肉块、当归片、姜末等放入锅内共煮,用大火烧沸后,改为小火,煮至羊肉熟烂后,加葱段、红酒和食盐等作料调匀即可食用。

【功　效】 祛寒宣脾,补血益气。适用于血虚寒证的冠心病患者的辅助治疗,还可供肌肤失润、血虚腹痛的老年人服用。

当归为伞形科根物,当归根入药,味甘、性温,具有活血补血功效。酒炒当归身补血功效更佳,而当归尾则活血功效更强。阴虚火旺者应慎用。

鸡血藤粥

【组　成】　大米 250 克,鸡血藤 12 克,红花 10 克。

【制　法】　大米洗净,沥干;红花洗净;鸡血藤放入砂锅内先用大火烧至沸腾,改用小火再煮 25 分钟,除渣留药液。锅内放入大米和 800 毫升清水及待用药液、红花,用大火烧沸后,改用小火熬煮 30 分钟至粥熟即可食用。

【功　效】　补血活血,行血通脉。适用于血虚脉弦,筋青不畅的老年人食用。

鸡血藤为豆科植物,鸡血藤以茎藤入药,其味苦、微甘、性温。具有补血活血,通经通络,强筋除麻之功效。

何首乌粥

【组　成】　大米 100 克,何首乌 20 克,黑木耳 20 克,菠菜 50克,红豆 50 克,红糖适量。

【制　法】　何首乌切块;黑木耳洗净,泡发;菠菜洗净,切段;红豆浸泡。锅内放少量植物油,待热后投入菠菜段爆炒,放入适量的清水和何首乌、黑木耳、红豆,先用大火烧沸,改用小火煲成稠粥,加红糖调味后食用。

【功　效】　适用于中老年人头昏眼花,耳鸣重听、须发早白、失眠健忘、腰膝酸软、夜梦滑精、妇女带下等症。

蓼科植物何首乌的块根入药。其味苦、性温,具有滋阴养血,润肠通便,补肝肾,壮筋骨之功效。

据现代药理研究表明,何首乌内含有卵磷脂,可降低胆固醇,缓解动脉硬化形成,增强神经功能和肾上腺素的作用,也可缓泻。

(二)汤类补血药膳

当归兔肉汤

【组　成】　兔肉 400 克,当归 15 克,枸杞子 10 克,食盐等调味品各适量。

【制　法】　兔肉洗净,切块,焯水;将当归、枸杞子和兔肉放入锅内,加入清水,先用大火烧沸,改用小火煲至兔肉烂熟,加入食盐等调味品。饮汤吃肉。

【功　效】　具有补血益气,滋阴养颜之功效。适用于气血双亏,咽干口燥,面色无华的老年人食用。

熟地猪蹄汤

【组　成】　猪蹄 500 克,熟地黄 30 克,何首乌 30 克,松子仁 20 克,姜片等调味品各适量。

【制　法】　将猪蹄去毛,切块,洗净,焯水后与熟地黄、何首乌和松子仁一起放入砂锅内,放入姜片,加入清水,用大火烧沸,改用小火煲至猪蹄烂熟后,加入食盐调味。饮汤吃肉。

【功　效】　补血通脉,润肠通便,养肤黑发,可供血虚无华,大便干燥,过早白发者服用。

乌蛇汤

【组　成】　乌鸡 250 克,乌蛇 1 条,何首乌 30 克,牛膝 20 克,枸杞子 20 克,当归 10 克,鸡血藤 10 克,丹参 10 克,木瓜 20 克,姜片及红酒等调味品各适量。

【制　法】　将何首乌、牛膝、枸杞子、当归、鸡血藤、丹参、木瓜用纱布包扎好;乌蛇洗净。将乌鸡切块,洗净,与乌蛇及包好的中药袋一起放入砂锅内,加入清水后,放入姜片、红酒后,用大火烧沸,改用小火煲3小时至肉熟烂后,放入食盐等调味品即可食用。

【功 效】 补血散瘀,舒通血脉,并具有扩张和软化血管,促进血液循环,降低胆固醇,防止动脉硬化等作用。适合患有上述疾病的老年人食用。

益母草鸡蛋汤

【组 成】 益母草30克,鸡蛋1只。

【制 法】 益母草与洗净的鸡同煮至熟后,剥去鸡蛋壳再放锅内同煮片刻,去渣吃蛋饮汤,每日1次,服用5天。

【功 效】 唇形科植物益母草的全草入药。其味苦、性寒,具有活血祛瘀功效,为中医妇科常用通经药。可供失血过多面色无华,精神疲倦,腰疲乏力,心悸失虑,四肢水肿的人群服用。

人参红枣汤

【组 成】 红参9克,红枣200克,红糖100克。

【制 法】 将红枣洗净,去核,与红参一起放入砂锅内,用大火烧沸后,改用小火煲30分钟,将药液冲入红糖内搅匀后服用。

【功 效】 五茄科植物人参的根入药,味甘、性温,具有大补元气的功效,可治虚证。既可入药,也可食用,自古视为补剂佳品。其品种繁多,补血应以红参为宜。适用于腰疲乏力,手足不温,面色晦暗,小便清长,大便溏稀,血虚气短的老年人食用。

鸡血藤兔肉汤

【组 成】 兔肉500克,鸡血藤15克,红糖、姜片、葱段、红酒等调味品各适量。

【制 法】 兔肉洗净,切块,放入沸水中焯一下,除其异味,与洗净的鸡血藤一起放入锅内,加入姜片、葱段、红酒及清水适量,用大火烧沸后,改用小火煲30分钟,至肉熟烂后,加入红糖等调味品,可除鸡血藤苦味,以利于食用。

【功 效】 补血益气,舒筋活络。适于气滞血瘀、血脉不畅,腰膝酸冷,筋骨无力,血虚无华的老年人食用。

第五章　滋阴药膳

补阴又叫滋阴或养阴。当人生病或衰老之后往往会出现诸多的阴虚症状。例如,心悸、心烦、多梦,称之为心阴虚症;出现头晕目眩,眼睛干燥,四肢麻木,手指震颤,称之为肝阴虚症;出现食欲缺乏,消化不良,大便干燥,手脚心热,称之为脾阴虚症;出现咽干口燥,少痰干咳,潮热盗汗时,称之为肺阴虚症;出现精力不足,阳痿遗精,畏寒怕冷,腰膝疲软,气怯乏力时则为肾阴虚症,上述诸虚证均属阴虚症,对这些阴虚群体均需依照不同类型的阴虚症状,采用相对应的补阴法进行合理调补,方能取得良好的效果。

一、滋阴粮食

五谷为养,养阴的五谷有粳米、小麦。

(一)粳米

粳米味甘、性平,无毒。具有滋阴益气,止烦消渴,壮筋骨,健腰膝,养五脏,益脾胃之功效。

据现代营养学研究表明,粳米含淀粉、蛋白质、脂肪、维生素 B_1、维生素 B_2、烟酸、钙、铁、磷诸多成分。以粳米熬粥常服食,可解郁、止汗又止渴,可健脾胃,又助消化,适合咽干口燥,潮热盗汗的肺阴虚人群食用。

粳米蛋花粥

【组　成】　粳米150克,鸡蛋2个,食盐等调味品各适量。

【制　法】　将粳米洗净沥干放入锅内,先用大火烧沸,改用小火熬成稠粥后,将鸡蛋磕入碗中打散倒入粥内,再煮片刻,加食盐等调味品即可食用。

【功　效】　滋阴补虚,养血益气。适用于心烦失眠,咽干口渴,潮热自汗的老年人。

(二)小麦

小麦又名淮小麦。其味甘、性平,无毒。具有养心、健脾、止汗等功效。据现代营养研究表明,本品含有淀粉、蛋白质、脂肪、钙、铁、磷、淀粉酶等成分。

小麦黄芪粥

【组　成】　小麦100克,红枣10枚,黄芪15克,生牡蛎15克。

【制　法】　将生牡蛎和黄芪共煮稠沸,煲30分钟后去渣,取汤加入小麦和去核的红枣共熬成稠粥后,即可食用。

【功　效】　滋阴益气又养血。适用于病后体虚、自汗或盗汗的患者,以及肝阴虚自汗的老年人。

甘麦大枣汤

【组　成】　小麦50克,大枣10枚,甘草12克。

【制　法】　将大枣去核,洗净,与洗净的小麦、甘草同煮,开始用大火烧沸后,改用小火煲20分钟即可食用。

【功　效】　滋阴安神。适用于神志不安,夜寐不眠,精神恍惚,悲伤难忍,心情不稳的人群。

小麦柏子仁粥

【组　成】　小麦 100 克,柏子仁 12 克,夜交藤 15 克。

【制　法】　夜交藤水煮 30 分钟过滤,去药渣留药液。将小麦和柏子仁洗净后,放入锅内,加入药液和清水共煮成粥后则可食用。

【功　效】　滋阴安神功效。适用于心悸失眠,心烦多梦,心神不定,注意力不集中的老年人。

二、滋阴蔬菜

五菜为充,充为补充之意,可补阴的蔬菜有茼蒿、百合,分述如下:

(一)茼蒿

茼蒿又名蓬蒿,蒿子秆。其味甘、性平,无毒。具有滋阴安神,宁心益气和滋养脾胃之功效。

据现代营养学研究表明,本品含有糖类、胡萝卜素、维生素、挥发油、胆碱等成分。其中,胡萝卜素比黄瓜、茄子均高,值得推广和食用。

茼蒿叶

将茼蒿叶除杂、洗净后用沸水焯,加入香油等调味品,凉拌食用,可防治习惯性便秘。

茼蒿汤

取鲜茼蒿除杂,洗净,切碎,压榨除渣,留汁。每次 15 毫升,加入适量蜂蜜调味,每日 2 次,服用,可防治头昏脑涨,尤其适合有高血压的老年人服用。

（二）百合

百合又名蒜脑薯。其味甘、性平。具有滋阴清热,润肺止咳之功效。

据现代营养等研究表明,本品含有糖类、蛋白质、维生素、生物碱、钙、铁、磷等成分。

百合粳米粥

【组　成】　粳米 150 克,百合 50 克,蜂蜜适量。

【制　法】　将洗净的粳米和百合放入锅内,先用大火烧沸,改用小火煲 30 分钟,待粥熟后加入蜂蜜调味则可食用。

【功　效】　滋阴安神、除烦。适于心悸烦躁,精神不安,难以入眠的人群食用。

百合瘦肉汤

【组　成】　百合 30 克,猪瘦肉 300 克,食盐等调味品各适量。

【制　法】　将猪瘦肉洗净,切片;百合洗净。锅内加入清水,烧沸后加瘦肉片和百合共煮至熟后,加入食盐等调味品则可食用。

【功　效】　滋阴润肺。适于阴虚干咳、健忘、失眠、自汗的人群食用,也可用于肺结核低热患者的辅助治疗。

三、滋阴水果

五果为助,即帮助补阴。常吃补阴的水果和干果,可使阴虚的体质得到及时滋养和调理,促使阴虚体征得到纠正,使久病体虚早日康复,年老体衰者得到延年益寿。现将常用的补阴五果简介如下。

（一）梨

梨又名宗果，快果，玉乳。其味甘、性寒，无毒。具有滋阴、清热、降火、清心止咳、化痰等功效。

据现代营养学研究表明，本品含有葡萄糖、果糖、蛋白质、脂肪、苹果酸、B族维生素、维生素C、烟酸、铁、钙、磷及胡萝卜素等成分。

梨膏糖

【组　成】　生梨、蜂蜜各适量。

【制　法】　生梨洗净，去核，榨汁，并将渣研成细末，加入蜂蜜，用小火慢煮并不断搅拌，防止焦化，直至成稠膏状，则可饮用。每次15克，每日2次，口服。

【功　效】　滋阴降火，清热化痰，止咳等功效。适用于肺阴虚所致咽干口渴、痰热干咳的治疗，也可供久咳、盗汗、失声的老年人服用。

五汁饮

【组　成】　梨、鲜藕、荸荠、芦苇根、麦冬各适量。

【制　法】　梨洗净，去核；荸荠洗净，去皮；芦苇根洗净，切碎；鲜藕洗净，切碎。麦冬洗净后与梨、藕、荸荠、芦根放在一起，压榨取汁去渣，饮用其汁。

【功　效】　滋阴解渴。适用于各种热病所致的咽干口渴、痰少干咳症的辅助治疗，也可用于解酒后口渴。

梨贝汤

【组　成】　生梨1个，川贝母3克。

【制　法】　生梨洗净，挖去梨核，将川贝母放入梨洞内并盖好洞口,放入杯内隔水蒸 1 小时,喝汤吃梨。

【功 效】 滋阴、化痰、止咳等功效。适用于虚火所致的咳嗽、感冒咳嗽及咽炎。

(二)酸枣仁

本品为鼠李科酸枣的种仁。其味酸、性平。具有滋阴安神功效,可治阴血不足诸症。

据现代营养学研究表明,本品含有蛋白质、挥发油、酸枣仁皂苷、华皮酸、华皮醇等营养成分,尤其是挥发油不宜久炒,以防蒸发后失去药效。

酸枣仁汤

【组 成】 酸枣仁 6 克,茯苓 6 克,知母 6 克,川芎 3 克,甘草 3 克。

【制 法】 将上述 5 味中药放入砂锅内,加入清水,没过药面,先用大火烧沸后改用小火煲 30 分钟,取汤,留药渣,再煮 1 次,合并药液,每日 1 剂,分早晚饮用。

【功 效】 滋阴安神,清热除烦。适用于阴虚、心烦、心悸、失眠易怒等症,也可供心情急躁,情绪不稳的老年人食用。

酸枣仁粉

【组 成】 酸枣仁适量。

【制 法】 将晒干的酸枣仁研磨成细粉,每次 3 克,温开水送服。

【功 效】 滋阴安神,宁心除烦。适用于神经衰弱引起的失眠,也可用于心烦惊悸及患有心脑血管疾病的老年人的辅助治疗。

枣仁人参散

【组　成】　酸枣仁5克,人参5克,茯苓5克。

【制　法】　将上述3味中药混合研磨成细粉,每次3克,米汤送服。

【功　效】　滋阴补心。适用于阴虚体弱,夜间出汗或盗汗者。

(三)甘蔗

又名竿蔗。其味甘、性平,无毒。具有滋阴润燥,清热降火,消渴解酒等功效。

据现代营养学研究表明,本品含有较多的蔗糖、有机酸、B族维生素、维生素C、氨基酸和硒等微量元素。

甘 蔗 汁

【组　成】　鲜甘蔗适量。

【制　法】　取鲜甘蔗洗净、去皮、切片,压榨取汁去渣后饮汁。

【功　效】　甘蔗汁具有滋阴润燥、清热、消渴、降火之功效。适于咽干口渴、小便赤涩的人群饮用。

甘蔗百合汤

【组　成】　甘蔗、萝卜、百合各适量。

【制　法】　甘蔗洗净,去皮,榨汁;萝卜洗净,切片,榨汁。百合洗净后先用大火烧沸后,改用小火煲20分钟,去渣留百合汤与2汁合并搅匀即可饮用。

【功　效】　滋阴、泻火、消渴等功效。可用于肺结核病人干咳的辅助治疗,也可供经常阴虚所致的潮热自汗、干咳的老年人食用。

甘蔗知母汤

【组　成】　知母9克,花粉15克,甘蔗汁适量。

【制　法】　将知母和花粉共煮,去渣留汤,将药汤与甘蔗汁混合同饮。

【功　效】　滋阴、消渴。适于少津口渴、咽干舌燥的老年人服用。

甘蔗菊花饮

【组　成】　甘蔗500克,菊花30克。

【制　法】　将甘蔗洗净,去皮,切片与菊花共煮,去渣留汤,代茶饮。

【功　效】　滋阴、清热、泻火。适用于夏天降火、解渴、消暑。

(四)荸荠

荸荠又名马蹄、尾梨。其味甘、性寒,无毒。具有滋阴消渴、清热除痹的功效。

据现代营养学研究表明,本品含有淀粉、蛋白质、糖类、B族维生素、维生素C、维生素A原、磷、钙、铁等成分。

荸荠汁

【组　成】　鲜荸荠。

【制　法】　荸荠洗净,去皮,压榨去渣,取汁服用。

【功　效】　生津止渴,清热泻火。适用于咽干口燥,咽喉肿痛,以及扁桃体发炎的辅助治疗。

荸荠海蜇汤

【组　成】　荸荠30克,海蜇头(除去盐分)30克。

【制　法】　将荸荠洗净,切片。海蜇头用水浸泡并不断更换清水,彻底清除盐后与荸荠片共煮,饮用其汤。

【功　效】　清热泻火。适用于高血压患者的辅助治疗,更适合无痰咳嗽的患者服用。

荸荠鲜藕汤

【组　成】　荸荠 100 克,鲜藕 100 克,食盐等调味品各适量。

【制　法】　将荸荠去皮,洗净切片;鲜藕去皮,洗净切片。鲜藕与荸荠片共煮,先用大火烧沸后,改用小火煲 30 分钟,加食盐等调味品即可食用。

【功　效】　滋阴泻火,润肺开胃。适用于多痰咳嗽、尿赤、便秘的老年人食用。

（五）西瓜

西瓜又名寒瓜,其味甘、性凉,无毒。具有滋阴清热,解暑消渴,除烦,利水,解酒等功效。

据现代营养学研究表明,本品含有大量水分,还有蔗糖、果糖、葡萄糖、维生素 A 原、B 族维生素、维生素 C、有机酸、氨基酸、蛋白酶、苷等多种成分。

西瓜汁

西瓜汁有清热除烦,生津止渴功效,常饮西瓜汁可消暑解渴,也可用于高血压患者的辅助治疗,因为西瓜瓤内含有降压作用的苷。

西瓜翠衣汤

【组　成】　西瓜翠衣 30 克,炒栀子 6 克,赤芍 10 克,黄连 1克,甘草 3 克。

【制　法】 将西瓜翠衣洗净后和中药共煮,先用大火烧沸后,再改小火煲 20 分钟,饮汤服用。

【功　效】 清热解毒,除烦安神。适于热病伤阴所致的口舌生疮、胸闷心烦、情绪不稳的群体服用。

两瓜粥

【组　成】 粳米 100 克,西瓜瓤 50 克,冬瓜 50 克,蜂蜜适量。

【制　法】 粳米洗净后,用冷水浸泡 30 分钟;西瓜瓤去瓜子,切丁;冬瓜去皮,去子,洗净,切块。锅内放入清水、粳米和冬瓜块,先用大火烧沸后,改用小火煮至粥熟,放入西瓜丁搅匀后,放蜂蜜调匀即可食用。

【功　效】 滋阴清热,消暑解渴。适用于口渴心烦者,也可用于高血压患者的辅助治疗。

(六)松子仁

松子仁味甘、性温。具有滋阴润肺、降火止咳功效。据现代营养学研究表明,本品含有糖类、蛋白质、亚麻油酸等多种不饱和脂肪酸、钙、铁、磷等无机盐,是滋养身体必备的佳品。

松仁粥

【组　成】 粳米 100 克,松子仁 25 克,核桃仁 30 克,蜂蜜适量。

【制　法】 粳米洗净,沥干用冷水浸泡 1 小时;松子仁和核桃仁洗净,捣碎。锅内放入清水,粳米用大火烧沸后,改用小火煮至粥熟,加入捣碎的松子仁、核桃仁搅匀,再煮片刻,加入蜂蜜调味则可食用。

【功　效】 滋阴润肺,降火除烦。适用于阴虚干咳,心烦口渴的人群服用,也可用于健忘、肤燥、耳鸣的老年人食用。

松仁地瓜粥

【组　成】　松仁 15 克,地瓜 50 克,粳米 100 克,蜂蜜适量。

【制　法】　粳米洗净,用冷水浸泡 1 小时;地瓜洗净,切块;松仁洗净,捣碎。锅内放入清水、粳米、地瓜,先用大火烧沸后改用小火煮粥至熟加入碎松子仁,再煮片刻,加入蜂蜜调匀则可食用。

【功　效】　滋阴润肺,润肠通便。适用于便秘患者的辅助治疗。

三仁膏

【组　成】　松子仁 20 克,核桃仁 20 克,南杏仁 20 克,白蜂蜜适量。

【制　法】　将松子仁、核桃仁、南杏仁共捣为泥,加入白蜂蜜调匀如膏则可食用。每次 10 克,每日 3 次,饭后服用。

【功　效】　滋阴润肺,化痰止咳。适于阴虚所致的久咳未愈,动则气喘的老年人服用。

四、滋阴八益

有益于补阴的食品有肉类、鱼类、海产品等食物,它们均具有滋阴作用,有利于增强脏器功能,提高身体免疫力,起到增强体质,延缓衰老的作用。

(一)鸭肉

鸭肉味甘、性凉,无毒。具有滋补阴虚,治虚劳热毒之功效。李时珍曰:鸭老者良;养生家则说"烂煮老雄鸭,功效比参著"。由此可知鸭肉确是滋阴佳品。

据现代营养学研究表明,本品含有糖类、蛋白质、脂肪、维生素、无机盐等营养成分。

鸭肉粥

【组　成】　鸭肉 50 克,红豆 30 克,粳米 100 克,白糖少许。

【制　法】　粳米洗净后浸泡 30 分钟;鸭肉洗净、切片,用沸水焯;红豆洗净后浸泡 2 小时。锅内放入粳米、鸭肉、红豆和清水,先用大火烧沸,改用小火煲至粥熟肉烂后,加白糖调味则可食用。

【功　效】　滋阴泻火,润肠通便。适于阴虚火旺,便秘不畅,心烦不安的老年人食用。

鸭肉荸荠汤

【组　成】　雄鸭肉 200 克,荸荠 100 克,食盐等调味品各适量。

【制　法】　荸荠洗净,切片。雄鸭肉洗净,切片,用沸水焯后放入锅内,加入清水,先用大火烧沸,改用小火煲至鸭肉烂熟后,放入荸荠片,再煮片刻后,加食盐等调味品即可食用。

【功　效】　滋阴润燥,健脾开胃,利水降脂。适于阴虚火旺,食欲缺乏,消肿祛脂,口干舌燥的人群食用。

(二)鹅肉

鹅肉味甘、性寒,无毒。具有养阴益气,解毒消渴功效。据现代营养学研究表明,本品含有蛋白质、脂肪、维生素 A、B 族维生素、维生素 C、磷、钙等营养成分。

鹅肉鱼鳔汤

【组　成】　鹅肉 250 克,鱼鳔 30 克,姜片、食盐等各少许。

【制　法】　将鹅肉洗净,切块,用沸水焯后,放入锅内,加入清水、姜片,先用大火烧沸,改用小火煲熟后,放入洗净的鱼鳔再煮片刻,加入食盐等调料则可食用。

【功　效】　滋阴益气,清热泻火。适于阴虚体弱,少气乏力,手足心热,腰膝酸软,失眠健忘的老年人服用。

鹅肉淮山汤

【组　成】　鹅肉300克,淮山药20克,党参30克,姜片等作料各少许。

【制　法】　鹅肉洗净、切块,用沸水焯。将鹅肉、党参、淮山药、姜片一起放入砂锅,加入清水,先用大火烧沸后,改用小火煲1小时,待肉熟烂后放食盐等调味品则可饮汤食肉。

【功　效】　养阴补气,健脾暖胃。适于中气不足,消瘦乏力,少食纳呆,阴虚体弱的老年人食用。

(三)鳖

鳖又名甲鱼,其味甘、性平,无毒。具有滋养肝肾之阴,清虚劳之热等功效。据现代营养学研究表明,本品含有蛋白质、角蛋白、动物胶、脂肪、维生素A、B族维生素、维生素D、钙、铁、磷、烟酸等营养成分。

甲鱼汤

【组　成】　甲鱼1只,姜片等调料各少许。

【制　法】　将甲鱼清除内脏洗净之后,放入砂锅内,加姜片,先用大火浇沸后,改用小火煲至烂熟,加入食盐等调味则可食肉饮汤。

【功　效】　滋阴凉血,可大补阴气不足。适用于肝肾阴虚,头晕眼花,腰痛膝软的老年人服用。

甲鱼知母汤

【组　成】　甲鱼肉 250 克,知母 10 克,熟地黄 10 克,百部 10 克,地骨皮 10 克,食盐等调料各适量。

【制　法】　知母、熟地黄、百部、地骨皮煎煮 2 次,合并药液。将甲鱼肉洗净、切块,加入料酒搅匀后放入砂锅内,加入药液(必要时可补少量清水),先用大火烧沸后,改用小火煲 1 小时,待肉烂熟后,加食盐调味。饮汤食肉。

【功　效】　滋阴清热。可用于肺结核咳嗽病人的辅助治疗;也适于肺虚火旺,咽干口渴,少痰干咳,潮热盗汗的老年人服用。

甲鱼猪肠汤

【组　成】　甲鱼 1 只,猪大肠 250 克,姜片、料酒等调料各适量。

【制　法】　甲鱼去头,除内脏,洗净,切块。将猪大肠洗净,切段,放在沸水内焯除异味后与甲鱼肉、姜片、料酒一起放入锅内共煮至烂熟后,加入食盐等调味品即可食用。

【功　效】　滋阴收敛。适合阴虚而脱肛的老年人服用。

甲鱼柴胡汤

【组　成】　甲鱼 1 只,前胡 10 克,柴胡 10 克,川贝母 10 克,杏仁 10 克,姜片、料酒、食盐各少许。

【制　法】　将甲鱼内脏除尽后洗净,把柴胡、前胡、川贝母、杏仁放入其腹腔内,将整个甲鱼放入砂锅内,再放姜片、料酒、清水,先用大火烧沸后改用小火煲 1 小时以上至肉烂熟后,加入食盐即可饮汤食肉。

【功　效】　滋阴润肺。适用于夜间出汗又干咳患者的辅助治疗,也可供骨蒸潮热、气喘乏力的老年人服用。

甲鱼血

取甲鱼血和乌头末调匀后,涂于歪嘴处,可用于脑中风后口眼㖞斜的辅助治疗;而以甲鱼血涂于肠头则可用于脱肛的辅助治疗。

鳖甲粉

即甲鱼的背盖骨(中药店有卖),用沙炒致黄白色后研碎为粉末。每次 3 克,每日 2 次,黄酒送服。适于腰酸背痛,少气乏力,畏寒怕冷的老年人服用。

六子甲鱼汤

【组　成】　甲鱼 1 只,女贞子 20 克,覆盆子 20 克,菟丝子 20 克,五味子 20 克,枸杞子 20 克,车前子 20 克,姜片、料酒等调味品各适量。

【制　法】　将六子中药用消毒纱布包扎紧口;甲鱼洗净,切块。将药袋放入锅底,上盖甲鱼肉块,再放姜片、料酒,加入清水,先用大火烧沸,再改用小火煲 1 小时,去除药袋,加入食盐等调味品即可食肉饮汤。

【功　效】　滋阴清热,滋养肝肾。适于阴虚所致的心烦失眠、畏寒,怕冷,体弱消瘦,腰膝酸软的老年人服用;也可供尿频尿急,精血不足,阴虚遗精的人群服用。

甲鱼莼菜汤

【组　成】　甲鱼 1 只,莼菜 200 克,姜片、料酒等调味品各适量。

【制　法】　甲鱼去除内脏及瓜尖,洗净,切块,放入锅内,加入姜片、料酒、清水,先用大火烧沸,再改用小火煲 1 小时,至肉烂熟后加入洗净的莼菜再煮片刻,加入食盐调味后可吃肉饮汤。

【功　效】　滋阴清热,解毒消肿。适于心烦失眠,咽干口燥,咽喉肿痛的老年人服用;还可用于癌病患者的辅助治疗。

(四)龟

龟有水龟、海龟之分,前者生长在淡水的环境中,后者生长在海洋中,它们的肉、甲、血、油、肝皆可入药,也可食用。其肉味甘、性温,无毒。具有滋阴、柔肝、补肾之功效。龟为动物之老者,有的可生存百年之久,古人称为长生不老的神龟。

据现代营养学研究表明,本品含有蛋白质、脂肪、维生素、龟胶等营养成分。

龟肉枸杞汤

【组　成】　龟肉 50 克,枸杞子 9 克,天花粉 3 克,槐花 3 克,姜片、料酒等调味品各适量。

【制　法】　龟肉洗净,切块,用沸水焯。将枸杞子等中药用消毒纱布包扎好,放入锅底后覆盖龟肉块,放入姜片和料酒,先用大火烧沸,再改用小火煲 30 分钟,待肉熟烂,取出药袋,加入食盐调味后吃肉饮汤。

【功　效】　滋阴清热,补肾柔肝。适于腰酸背痛,头晕目眩,眼睛干燥,四肢麻木,精血不足的老年人服用。

龟 肉 汤

将龟肉洗净,切块,放入锅内,放适量的姜片、葱段和料酒,加入清水,先用大火烧沸,改用小火煲 1 小时以上,待成浓胶状,加入食盐调味后食用。具有滋阴泻火之功效。适用于止久咳不愈,也适于咳痰带血者。

海龟甲胶

将海龟甲捣碎,加清水煎煮,先用大火烧沸至浓稠状,再改用小火继续加热搅拌,浓缩成胶状后停火,加少许蜂蜜调味即可食用。适用于初期肝硬化患者的辅助治疗。

(五)淡菜

淡菜又名壳菜,海红。其味咸、性温,无毒。具有补阴、养肾、柔肝、消渴、止咳、止汗等功效。

据现代营养学研究表明,本品含有蛋白质、脂肪、糖类、钙、铁、磷、碘、维生素 B_2、烟酸等成分。

淡 菜 汤

【组　成】　淡菜 20 克,荠菜 60 克,香油、食盐等调味品各适量。

【制　法】　将淡菜和荠菜洗净,放入锅内加入清水共煮,待烂熟之后,加入香油和食盐等调味品即可饮用。

【功　效】　滋阴清热,降火明目。可用于因高血压、动脉硬化所致的头晕目眩、眼睛干涩的辅助治疗。

淡菜韭菜汤

【组　成】　淡菜、韭菜各等量,料酒、香油、食盐各适量。

【制　法】　将淡菜洗净、沥干后用料酒浸泡 20 分钟,与韭菜共煮,待熟后加入香油、食盐调味则可饮用。

【功　效】　滋阴补肾,填精益髓。适于腰膝酸痛、精血不足,气虚乏力,小便余沥的老年人服用。

（六）蛤蜊

蛤蜊又名沙蛤、沙蜊。其味咸、性冷，无毒。具有滋阴祛痰，化痰软坚又定喘之功效。

据现代营养学研究表明，本品含有糖类、蛋白质、脂肪、维生素A、B族维生素、烟酸、钙、铁、磷、碘等成分。

蛤 蜊 汤

【组　成】　蛤蜊肉、姜末、料酒、食盐、香油各适量。

【制　法】　将蛤蜊肉洗净，沥干之后，加姜末和料酒调匀后，放入已沸清水煮熟，加入食盐和香油调味之后即可食饮用。

【功　效】　滋阴消渴。常用于糖尿病患者的辅助治疗。

蛤蜊百合汤

【组　成】　蛤蜊肉 100 克，百合 12 克，玉竹 9 克，淮山药15 克。

【制　法】　百合、玉竹、淮山药用消毒纱布包扎好。将蛤蜊肉洗净，沥干，加入少量姜末和料酒调匀后，放入锅内与中药同煮至肉熟为止，取出中药包，加入食盐和香油调味则可吃肉喝汤。

【功　效】　滋阴润肺。可用于肺结核患者的辅助治疗，也可供阴虚、少痰干咳的老年人食用。

蛤 蜊 粉

将蛤蜊壳烧后研成细粉，蛤蜊粉每次 15 克，冲服，可治崩漏；用茶油调蛤蜊粉可治烫伤；炒过的蛤蜊粉与等量香附末混合，用白开水冲服可治心烦多梦；蛤蜊粉与青黛以 10：1 比例用适量蜂蜜混合均匀，每次 15 克服用，可治哮喘。

蛤蜊蛋汤

【组　成】　蛤蜊肉 250 克,鸡蛋 2 只,水发木耳 25 克,竹笋 25 克,香油、食盐等调味品各适量。

【制　法】　将水发木耳和竹笋洗净,切丝;锅内放入少量植物油,爆炒木耳、竹笋丝后加入清水,放入洗净、沥干用料酒调匀的蛤蜊肉,待肉熟后,倒入打散的鸡蛋,再煮片刻,加入食盐、香油等调味品则可饮用。

【功　效】　滋阴润肺,利水,化痰,软坚等功效。可用于瘰疬、瘿瘤的辅助治疗,也可供脏腑阴盛所致的咽干口燥,少痰咳嗽,肾虚水肿的老年人服用。

(七)燕窝

燕窝又名燕菜,可分为 3 种,其一,为白色燕窝,质量最佳,均为产卵初次以纯黏液胶质凝结而成;其二,为毛燕窝,其色较暗,常有羽毛的混杂物,质量较差;其三,为血燕,为产蛋时所吐的黏胶质,常带血丝而得名血燕,质量居三者之中。据《本草纲目拾遗》记载:燕窝味甘、性平,无毒。具有大养肺阴,化痰止咳,补而能清,为调理虚损痨瘵之圣药。

据现代营养等研究表明,本品含有蛋白质、氨基酸、糖类、纤维素、钙、铁、磷、硫等成分。

燕窝银耳汤

【组　成】　燕窝 6 克,银耳 9 克,冰糖适量。

【制　法】　将燕窝、银耳用清水浸泡后,除异物,沥干后,放杯内,隔水炖 30 分钟,将熟烂后加入冰糖调味食用。

【功　效】　滋阴润肺,化痰止咳。可用于肺结核病患者的辅助治疗。

燕窝人参汤

【组　成】　燕窝 3 克,西洋参 3 克,冰糖适量。

【制　法】　将燕窝浸泡后除去异物,与西洋参一起放杯内,隔水炖 30 分钟,待熟烂后加入冰糖调味服用。

【功　效】　滋阴润肺,补虚清热。适于肺阴虚所引起的少痰咳嗽、咽干口渴、潮热盗汗的老年人服用。

燕窝白及汤

【组　成】　白及 15 克,燕窝 12 克,冰糖适量。

【制　法】　将燕窝用清水浸泡后除去异物,与白及一起放入杯内,隔水炖至熟烂,加入冰糖饮用。

【功　效】　补阴润肺,化痰止咳,止血等功效。可用于肺气肿咯血患者的辅助治疗。

燕窝白梨汤

【组　成】　燕窝 3 克,川贝母 6 克,冰糖 3 克,白梨 2 只。

【制　法】　白梨洗净,挖去核心。将燕窝、贝母、冰糖放入白梨洞内,盖好洞口并扎紧,放入碗内,隔水炖熟后服用。

【功　效】　滋阴润肺,化痰止咳。适于陈年痰咳,气喘乏力的老年人服用。

注:燕窝浸泡方法:用清水将燕窝洗刷后,放入 80℃热水中浸泡 3 小时左右,待膨胀松软后,用镊子将毛绒等异物除净,再用 100℃沸水浸泡 1 小时后即可供烹制使用。

(八)鲍鱼

鲍鱼又名作鱼。营养及药用价值极高,其肉和壳均可入药。味咸、性凉。具有滋阴、润燥、利肠、通乳之功效。鲍鱼壳又名"石决明",具有清热息风,明目通淋,凉肝镇肝之功效。

据现代营养学研究表明,鲍鱼肉含有糖类、蛋白质、脂肪、无机盐、维生素等成分,鲍鱼壳则含有精氨酸、甘氨酸、丙氨酸、碳酸钙、壳角质、胆壳素等成分。

鲍 鱼 汤

【组　成】　水发鲍鱼200克,食盐等调味品各适量。

【制　法】　将水发后的乳白色鲍鱼切片,加姜末调匀后,放入锅内,加入清水,煮后调味则可服用。

【功　效】　补阴润肺,清热泻火。可用于肺结核、淋巴结核患者潮热盗汗的辅助治疗。

石决明菊花汤

【组　成】　石决明24克,菊花12克,枸杞子12克,桑叶9克。

【制　法】　将石决明、菊花、枸杞子、桑叶4味中药放入砂锅内,加入清水没过药面,先用大火烧沸,改用小火煲30分钟,得头次药液,再加清水,再次得2次药液,合并2次煎液。每次　毫升,早晚各服1次。

【功　效】　滋阴清热,降火利肝。适于头晕目眩患者服用。

石决明夏枯草汤

【组　成】　石决明80克,钩藤10克,白僵蚕5克,野菊花6克,夏枯草12克。

【制　法】　将5味中药放入砂锅内,放入清水没过药面,先用大火烧沸,再改用小火煲30分钟,如法煎煮2次,合并2次药液,早、晚分服。

【功　效】　凉肝泻火。适用于老年高血压的辅助治疗。

五、滋阴药膳

（一）粥类滋阴药膳

荸荠瘦肉粥

【组　成】　大米 100 克，荸荠 50 克，猪瘦肉 50 克，葱末适量。

【制　法】　猪肉洗净，切末。将荸荠去皮、洗净、切块，与洗净的大米放入锅内，加入清水，先用大火烧沸后，煮至熟烂，加入肉末和葱末调味食用。

【功　效】　滋阴益气，延缓衰老。适用于高血压、动脉硬化患者的辅助治疗。

淡菜陈皮粥

【组　成】　大米 100 克，淡菜 50 克，皮蛋 1 只，陈皮丝 5 克，葱末、食盐各适量。

【制　法】　淡菜浸泡，洗净；皮蛋去壳，切丁；大米洗净并用清水浸泡 30 分钟。锅内加入清水烧沸后，放入洗净沥干的大米和淡菜，先用大火煮 20 分钟，放入陈皮丝煮成稠粥后，放入皮蛋丁再煮片刻，加入食盐、葱末则可食用。

【功　效】　滋阴清热、止血明目。适合心烦、闷热、消渴、肾衰、目赤的老年人食用。

牛奶甘蔗粥

【组　成】　牛奶 250 毫升，大米 50 克，甘蔗 100 克，葡萄干 15 克。

【制　法】　甘蔗去皮，切片，压榨取汁。大米洗净，用水浸泡

2 小时,沥干后和葡萄干放入锅内加清水,先用大火烧沸,后用小火煮至大米熟烂,放入牛奶及甘蔗汁,再煮片刻调味后食用。

【功　效】　养阴益气,生津止渴。适用于病后体弱,年老体衰,气血不足,消化不良,咽干口渴,腰膝酸软的人群食用。

大蒜蛤蜊粥

【组　成】　大米 100 克,蛤蜊片 60 克,独头蒜、食盐等调味品各适量。

【制　法】　蛤蜊洗净,沥干;独头蒜去皮,切片。大米洗净,用冷水浸泡 30 分钟,沥干后放入锅内沸水煮熟后,放入蛤蜊片、大蒜片再煮片刻,加入食盐等调味后即可食用。

【功　效】　滋阴清热,利水解毒。可用于肝癌患者辅助治疗,也适于高脂肥胖、骨质疏松的老年人食用。

(二)汤类滋阴药膳

茼蒿豆腐汤

【组　成】　茼蒿 150 克,豆腐 250 克,猪瘦肉 100 克,姜、葱等调味品各适量。

【制　法】　茼蒿洗净,切段;猪瘦肉洗净,切片,加入姜末、料酒调匀腌制;豆腐洗净,切块,沥干。锅内加入高汤,用大火烧开,放入茼蒿、豆腐、瘦肉片煮片刻,加入香油等调味品即可食用。

【功　效】　滋阴润燥,清热泻火。可用于糖尿病、流感患者的辅助治疗,也适用于咽干口渴、心烦肤燥的老年人。

天麻瘦肉汤

【组　成】　猪瘦肉 200 克,天麻 9 克,水淀粉等调味品各适量。

【制　法】　天麻用凉水浸泡，待浸透，切片；猪瘦肉洗净，切片，加入水淀粉调匀。锅内加入清水，先用大火烧沸，放入天麻片和瘦肉片煮片刻，待肉熟后，加入食盐及香油即可食用。

【功　效】　滋阴潜阳，平肝息风。可用于肝阳上亢，风痰上扰所引起的头痛头晕、眩晕失眠、心神不定的辅助治疗；也可用于高血压、冠心病等人群的辅助治疗。

生地乌鸡汤

【组　成】　生地黄120克，黄芪60克，乌鸡1只，姜片等调味品各适量。

【制　法】　将乌鸡洗净，除去内脏，切块，放入锅内加入清水，放入洗净的生地黄和黄芪，加入姜片和料酒，用大火烧沸，改用小火煲至肉熟后，加入食盐调味。吃肉饮汤。

【功　效】　滋阴补血，填精益髓。可用于骨质疏松症患者的辅助治疗；也可用于老年人肾气不足，精血亏损，畏寒怕冷，腰酸膝软，体虚乏力的辅助治疗。

玄参猪肝汤

【组　成】　猪肝250克，玄参9克，水淀粉、食醋各适量。

【制　法】　猪肝洗净，与玄参放入砂锅内，用大火烧沸，改用小火煲1小时，将猪肝取出切片。锅内放入少量植物油，加入姜末、葱白爆炒后加入清水，待水沸后，加入用水淀粉调匀的猪肝片煮片刻，放入食醋、食盐等调味品后则可食用。

【功　效】　滋阴、养肝、明目。适于肝阴不足所引起的目干涩、眼昏花、夜盲的老年人服用，也可用于慢性肝炎的辅助治疗。

麦冬猪肚汤

【组　成】　猪肚1副，麦冬10克，知母10克，花粉10克，乌梅3克,调味品各适量。

【制　法】　将猪肚洗净后,用沸水焯除血迹,将4味中药放入猪肚内,并用棉线缝好切口,放入砂锅内,加入清水,用大火烧沸后,改用小火煲1小时,除去中药,加入食盐、香油等调味品即可食肚片饮汤。

【功　效】　滋阴补虚,清热降火。可用于糖尿病的辅助治疗,也适用于暑热伤津所引起的低热口渴、纳差神疲、烦躁不安、失眠多梦的老年人。

银耳豆腐汤

【组　成】　银耳20克,鲜蘑菇50克,豆腐2块,葱花等调味品各适量。

【制　法】　将鲜蘑菇去除根部黑污并洗净,切丝;银耳洗净后用温水浸泡1小时。锅内加入清水,先用大火烧沸,放入蘑菇、银耳和豆腐片煮片刻,待熟之后加入葱、食盐和香油即可食用。

【功　效】　滋阴润燥,补脾养胃。可用于糖尿病性肝硬化属脾虚阴亏患者的辅助治疗,也适于厌食纳差,消化不良,大便干燥的老年人食用。

第六章　壮阳药膳

　　补阳又叫助阳。属中医补虚法,适用虚证体质的人群。中医的虚证可分为肺气虚、心气虚、脾胃气虚、肾气虚。肺气虚者气喘懒言、音低、咳嗽、咳痰;心气虚者,气短、心悸、怔忡、精神不振、体弱乏力、心神不宁;脾胃气虚者消化不良,腹胀腹泻,大便溏薄,小便频数,四肢无力,面色萎黄;肾气虚者面色晦暗、头晕目眩、耳鸣耳聋、腰膝酸软、小便清长、阳痿、舌淡、脉虚而弱。虚证体质易患感冒、气喘、低血压、过敏性疾病、胃下垂等疾病,生病后由于抵抗力弱,其病程长且难以痊愈,所以必须采用补虚法,即升阳补气,方可使阳气得助,有助强身健体,提高抗病能力,使身体得以强壮。

一、壮阳粮食

(一)薏苡仁

　　薏苡仁味甘淡、性凉,入脾、肺、肾经。具有健脾补肺,清热利湿之功效。适用于泄泻、湿痹、筋脉拘挛、屈伸不利、水肿、脚气、肺脓肿等。

　　现代营养学研究表明,薏苡仁含有淀粉、维生素、无机盐、薏苡素、苡仁酯、苡仁油。其中,苡仁油能兴奋呼吸,使肺血管显著扩张,减少肌肉及末梢神经的挛缩及麻痹;苡仁酯具有滋补作用,可抑制艾氏腹水癌细胞而用于治疗胃癌及宫颈癌;薏苡素具有解热镇痛作用。

薏苡仁粥

【组　成】　薏苡仁 100 克,红糖适量。

【制　法】　将薏苡仁洗净后放入锅内,加清水适量,先用大火加热至沸,改用小火煲成熟粥,加红糖搅匀后即可食用。

【功　效】　健脾补肺,清热利湿。适于泄泻、湿痹、水肿、脚气、肺痈、关节拘挛、屈伸不利的人群食用。

薏苡仁鸡汤

【组　成】　薏苡仁 50 克,党参 10 克,童子鸡 1 只,姜片、葱白等调味品各适量。

【制　法】　童子鸡洗净,去除鸡爪,切块后用沸水焯,冲去浮沫,沥干;党参、薏苡仁洗净后用清水浸泡 1 小时。砂锅内加入清水放入鸡肉、党参、薏苡仁、姜片,用大火烧沸,改用小火煲 3 小时,待烂熟后加入葱段、食盐等调味品即可吃肉喝汤。

【功　效】　健脾补肺,清热利湿。适于大便溏薄、湿性痹病、关节不利兼有水肿、肺痈痰阻、食欲缺乏、消化不良者食用。

(二)紫米

紫米味甘、性温,入脾、胃、肺经。具有补气升阳、健脾养胃、止虚汗之功效。

据现代营养学研究表明,紫米含有淀粉、蛋白质、氨基酸、脂肪、维生素、无机盐等多种营养成分。

紫米粥

【组　成】　紫米 100 克。

166

【制　法】　将紫米洗净后,用清水浸泡30分钟。砂锅放清水和浸泡过的紫米,用大火烧沸后,改用小火煲至烂熟即可食用。

【功　效】　补气升阳,健脾和胃。适于消化不良、食欲缺乏、体虚久汗者食用。

紫米桂圆粥

【组　成】　紫米100克,桂圆20克,红糖适量。

【制　法】　将桂圆去壳、去核,洗净。紫米洗净后浸泡1小时,与桂圆肉放入锅内,加入清水,用大火烧沸,改用小火煲1小时,待粥熟烂,加入红糖调味之后即可食用。

【功　效】　补中益气,补血安神,养心益智。适于病后体虚,气虚体弱,脾胃不和,失眠多梦的老年人食用。

(三)玉米

玉米味甘、性温,入脾、胃、肺经。具有宁心益肺,调和脾胃,降脂减肥,通便排毒之功效。据现代营养学研究表明,玉米含有淀粉、氨基酸、纤维素、维生素、无机盐等多种营养成分,尤其是微量元素硒具有抑制肿瘤生长作用,而纤维素则是极好的降脂通便剂。

玉 米 粥

【组　成】　玉米100克,红糖适量。

【制　法】　将玉米研碎,洗净,用清水浸泡30分钟后,放入锅内,加入清水,用大火烧沸,改用小火煲至玉米烂熟后,放入红糖调味即可食用。

【功　效】　降脂减肥,润肠通便。适于冠心病、高血脂、体型肥胖、经常便秘的老年人食用。

玉米香菇粥

【组　成】　玉米粒 100 克,香菇 20 克。

【制　法】　将玉米粒研碎,洗净,用清水浸泡 30 分钟;香菇洗净,切丝。将浸泡过的玉米楂放锅内,加入清水,用大火烧沸,改用小火煲 50 分钟后,放入香菇丝再煲 10 分钟即可食用。

【功　效】　健脾温胃,散寒舒筋。适于体型肥胖,高血脂,高血压,关节不利,屈伸不便,大便秘结的中老年人食用。

玉米排骨汤

【组　成】　嫩玉米 2 只,排骨 300 克,姜片、料酒等作料各适量。

【制　法】　嫩玉米去须,洗净,切成小块。猪排骨洗净,切段,用沸水焯后除泡沫,与玉米块一起放入锅内,加入清水,再放姜片和料酒,先用大火烧沸,改用小火煲 1 小时以上,待烂熟后加入食盐等调味品即可吃肉饮汤。

【功　效】　嫩玉米含有蛋白质、维生素 E、膳食纤维,可促进肠蠕动,预防便秘,消除水肿,具有降血脂、降血压作用,尤其适合老年妇女食用。

(四)高粱

高粱味甘、性温,入脾、胃经。具有健脾开胃,涩肠止泻之功效。据现代营养学研究表明,高粱含有淀粉,膳食纤维、维生素、无机盐等营养成分。

高粱银耳粥

【组　成】　高粱米 100 克,水发银耳 50 克,红枣 3 枚,红糖适量。

【制　法】　高粱米洗净,浸泡 30 分钟;红枣去核洗净。将水发银耳 50 克与高粱米和红枣一起放入锅内,加入清水,先用大火烧沸改用小火煲 1 小时以上,待高粱烂熟后,放入红糖调味则可食用。

【功　效】　温中益脾,涩肠止泻,润肺止咳。适用于脾胃虚弱,便溏腹泻,肺虚久咳的老年人食用。

高粱山药粥

【组　成】　高粱米 100 克,山药 20 克,红糖适量。

【制　法】　将高粱米洗净后,浸泡 30 分钟。山药除杂,洗净,与高粱米放入锅内,加入清水,用大火烧沸后,改用小火煲 1 小时以上,待高粱米熟烂之后,加入红糖调味则可食用。

【功　效】　补脾养胃,健胃消食。适于久病体虚,乏力疲倦,气短懒言,饮食乏味的中老年人食用。

(五)大麦

大麦味咸、寒凉,无毒。具有益气和胃,宽胸下气,清热解暑之功效可用于脾胃气虚,体弱乏力。

现代营养学研究表明,大麦含有淀粉、蛋白质、维生素、无机盐、膳食纤维,其中硒和锌的含量较高,具有抗氧化、抗癌、调节免疫功能作用,有助于老年人增强抗病能力,延缓衰老过程而延年益寿。大麦还含有生育三烯醇,可有效降低人体血液中胆固醇和血糖,是糖尿病肥胖症患者的保健佳品。

大麦粥

【组　成】　大麦 100 克,桂圆 6 枚,红糖适量。

【制　法】　大麦洗净之后浸泡 30 分钟;桂圆去壳除核。将桂圆肉与大麦放入锅内,加入清水,用大火烧沸,改用小麦煲 1 小时以上,待烂熟后加入红糖调味即可食用。

【功　效】　健脾温胃,消食除积。适于脾胃虚弱,消化不良,气少乏力,大便溏稀的老年人食用。

大麦南瓜粥

【组　成】　大麦100克,南瓜150克,红枣5枚。

【制　法】　大麦清洗后浸泡30分钟;南瓜洗净,切块。红枣洗净、去核,与大麦、南瓜一起放锅内,加入清水,用大火烧沸,改用小火煲至烂熟之后即可食用。

【功　效】　健脾益胃,温中下气。可降血糖、降血压和胆固醇,适于患糖尿病、高血压、高血脂及体型肥胖的老年人食用。

大麦茵陈茶

【组　成】　大麦50克,茵陈20克,橘皮10克。

【制　法】　将大麦、茵陈、橘皮放入砂锅内,加入500毫升清水,煎煮2次,每次30分钟,将2次汤汁混合均匀,分次饮用。

【功　效】　利水降湿,清热退黄。可用于黄疸型肝炎患者饮用。

二、壮阳蔬菜

(一)韭菜

韭菜味辛、性温,无毒。具有温阳补虚,助阳固精,止泻止血等功效。

据现代营养学研究表明,韭菜含有大量膳食纤维、胡萝卜素、维生素和无机盐等多种营养成分。

韭菜叶汁

【组　成】 韭菜叶适量。

【制　法】 韭菜叶洗净之后,用热水泡 20 分钟后,压榨取汁服用,每日 2 次。

【功　效】 宽胸下气,消气止痛。适用于噎嗝反胃、胸脘隐痛。生韭菜汁可止鼻血,外涂可治过敏性皮炎和汗斑。

韭菜根汁

【组　成】 韭菜根适量。

【制　法】 韭菜根洗净、晾干之后压榨取汁,备用。

【功　效】 内服可治慢性便秘;外用可治痔疮、脱肛或子宫脱垂。

韭菜子粉

【组　成】 韭菜子适量。

【制　法】 韭菜子洗净,烘干,研为末,温开水送服。

【功　效】 每次 10 克,早、晚各 1 次。可治阳痿、遗精,也可治女性白带之症。

(二)苦瓜

苦瓜又名锦荔枝,癞葡萄。其味苦、性寒,无毒。具有益气壮阳,养血,养肝,补肾明目之功效。

据现代营养学研究表明,苦瓜含有蛋白质、脂肪、糖类、胡萝卜素、维生素、无机盐等营养成分。

苦瓜汁

【组　成】 生苦瓜 1 条,白糖 100 克。

【制　法】　生苦瓜去子,洗净,切成薄片,加白糖搅匀,放置 2 小时后压榨取汁服用,每日 2 次。

【功　效】　苦瓜汁凉服具有清热除邪之功效。适用于痢疾。

苦 瓜 瓢

【组　成】　苦瓜瓢 100 克,食盐适量。

【制　法】　苦瓜洗净之后,专取其瓢,放入小杯内,加入食盐,置于锅内隔水蒸 30 分钟,待熟后服用。

【功　效】　解表清热之功效。可用于防治感冒。

苦瓜花粉

【组　成】　苦瓜花 50 克。

【制　法】　苦瓜花除杂,洗净,烘干,研为末,分 2 次,温开水送服。

【功　效】　健脾益气。适用于胃胀胃痛。

苦瓜子粉

【组　成】　苦瓜子适量。

【制　法】　选用饱满的成熟苦瓜子洗净后炒熟研为末。每次 10 克,温酒送服,每日 3 次,10 日为 1 个疗程。

【功　效】　益气壮阳,养血补肾。可用于阳痿、遗精。

苦瓜根汁

【组　成】　苦瓜根 120 克,蜂蜜适量。

【制　法】　将苦瓜根洗净、切断,用清水煎煮 2 次,2 次汤汁合并搅匀,加蜂蜜,分 2 次服用。

【功　效】　涤热。适于便秘带血者食用。

（三）胡萝卜

胡萝卜味甘、性温，无毒。具有补气温胃，宽胸利肠之功效。

据现代营养学研究表明，胡萝卜含有胡萝卜素、维生素 B_2、叶酸、木质素、果胶、槲皮素、山萘酚、氨基酸等多种营养成分，尤其是胡萝卜素、木质素、叶酸均具有良好的防治癌症功效。常食胡萝卜对老年人有安五脏、强身健体之功效。

胡萝卜狗肉汤

【组　成】　狗肉 500 克，胡萝卜 150 克，姜片等调味品各适量。

【制　法】　胡萝卜洗净，切块。狗肉切块，洗净，用沸水焯后捞出，用清水冲去浮沫后，与胡萝卜块一起放入锅中，加入清水，放入姜片和料酒，先用大火烧沸，改用小火煲至狗肉烂，再放入食盐等调味品即可吃肉饮汤。

【功　效】　健脾补阳。可用于阳痿、遗精，也适用于阳气虚弱，体虚乏力的老年人食用。

胡萝卜猪肝汤

【组　成】　猪肝 250 克，胡萝卜 100 克，姜片等调味品各适量。

【制　法】　猪肝洗净，切成薄片，放入适量蛋清调匀；胡萝卜洗净，切丝。锅内加入清水，大火烧沸，先放胡萝卜丝，再放猪肝片，煮熟调味即可食用。

【功　效】　本汤含有胡萝卜素，在体内转为对眼睛具有保健作用的维生素 A。胡萝卜与猪肝同用则可明目，尤其对夜盲患者极为有利，常饮此汤明目养神。

胡萝卜粥

【组　成】　胡萝卜 50 克,糯米 100 克,红糖适量。

【制　法】　胡萝卜洗净,切丁。糯米洗净后与胡萝卜丁一起放锅内,加入清水,先用大火烧沸,改用小火煲 30 分钟,待粥烂熟后,放入红糖调味即可饮用。

【功　效】　健脾和胃,化滞下气。适于食欲不振,厌食无味,体虚乏力的老年人食用。常饮此粥健步轻身,延缓衰老。

三、壮阳水果

银杏

银杏因叶似鸭掌得名"鸭脚",其果色白,又名"白果"。其味甘、涩,性平,有小毒。具有补肾固精,理气,敛肺,定喘之功效。

据现代营养学研究表明,银杏含有淀粉、蔗糖、蛋白质、脂肪、无机盐,银杏酸、银杏醇;其叶含有黄酮苷等多种成分。

银杏粥

【组　成】　糯米 100 克,银杏 20 克,红枣 10 枚。

【制　法】　红枣去核,洗净;银杏洗净。糯米洗净后浸泡 30 分钟,放入锅内,加入清水,放入红枣和银杏,用大火烧沸,改用小火煲至粥烂即可食用。

【功　效】　理气健脾,敛肺定喘,补气养血。适于气血不足,气喘体衰,血脉不畅的老年人食用。

银杏猪肚汤

【组　成】　猪肚 1 只,银杏 50 克,腐竹 50 克,荸荠 10 克,无花果6粒。

【制　法】 猪肚洗净,切成大块;银杏去壳,去衣;荸荠去皮,切块,洗净。腐竹和无花果洗净后与猪肚、银杏、荸荠一起放入锅内,加入清水2 500毫升,用大火烧沸,改用小火煲3小时,待猪肚烂后,加入食盐等调味品后,除渣饮汤吃肉。

【功　效】 舒筋活络,畅通血脉,延缓衰老等功效。适用于老年痴呆症和脑供血不足患者,经常饮用也可预防老年痴呆症的发生。

银 杏 粉

【组　成】 银杏适量。

【制　法】 银杏去壳、去衣,取其果仁焙干后,研为末,每次6克,每日2次,口服。

【功　效】 银杏粉具有缩尿、止白浊之功效。适用于夜间遗尿、遗精的患者。

银杏龙眼汤

【组　成】 银杏仁5枚,龙眼肉7枚。

【制　法】 龙眼肉与银杏共煮片刻,吃龙眼肉和果仁,饮汤。

【功　效】 温通血脉,改善供血之功效。每日晨间空腹饮用,经常食用,可防头昏、眩晕、眼黑、视弱之症。

银杏夏枯草汤

【组　成】 银杏12克,白毛夏枯草30克。

【制　法】 银杏去壳取果仁,与洗净的白毛夏枯草共煮,用大火烧沸,改用小火煲30分钟,去渣饮汤。

【功　效】 祛痰、平喘、止咳。可用于肺结核引起的咳喘症,也可用于久咳不止的老年患者。

四、壮阳五益

(一)狗肉

狗肉味甘、咸,性温。具有壮阳益肾,温胃益气,安五脏,缓腰膝之功效。

据现代营养学研究表明,狗肉含有优质蛋白质,少量脂肪、维生素、无机盐、嘌呤和肌酐等多种营养成分。

狗 肉 汤

【组 成】 童子狗肉 500 克,干姜片等调味品各适量。

【制 法】 将童子狗肉洗净、切块,用沸水焯后放入锅内,加入清水,放干姜、料酒,先用大火烧沸,改用小火煲 2 小时,待肉烂熟之后,放食盐等调味品即可食用。

【功 效】 狗肉具有益肾壮阳之功效,尤其是童子狗肉效更佳。适于年老体虚,阳气不足,腰膝酸冷者食用。

狗肉黑豆汤

【组 成】 狗肉 500 克,黑豆 100 克,干姜等调味品各适量。

【制 法】 取狗肉洗净、切块,用沸水焯后,与洗净的黑豆一起放入锅内,加入清水,放入干姜和料酒,先用大火烧沸,改用小火煲 2 小时,待肉烂熟之后,加入食盐等调味品即可吃肉饮汤。

【功 效】 益气补肾。适于肾气衰虚所致的耳聋、遗尿、体虚乏力的老年人食用。

狗 骨 酒

【组 成】 狗骨 500 克,白酒适量。

【制　法】　将狗骨砸碎，晒干后，放在罐内，加入白酒没过碎骨之上，浸泡3～6个月，每晚睡前饮用少许。

【功　效】　补肾壮阳，舒筋活络。适于腰膝酸冷，筋骨不活，关节不畅的老年人食用，冬季常服，必有成效。

狗 肉 粥

【组　成】　狗肉50克，糯米150克，豆豉20克，姜末等调味品各适量。

【制　法】　将狗肉洗净、切块，用沸水焯后，再切成小丁，放入姜末和料酒调匀；糯米洗净后浸泡30分钟，与狗肉丁、豆豉一起放入锅内，加入清水，先用大火烧沸，改用小火煲1小时，待肉粥烂熟后，加入食盐等调味即可食用。

【功　效】　健脾温胃，祛寒止痛。适用于老年人脾胃虚寒，食欲缺乏，腹满胀痛。冬季常饮，为防寒佳品。

（二）羊肉

羊肉味甘、性热，无毒，入肾经。具有祛寒暖胃，补气壮阳又补血，通乳止带之功效。

据现代营养学研究表明，羊肉含有优良蛋白质、少量脂肪、维生素、无机盐等多种营养成分。

羊肉焖虾米

【组　成】　羊肉250克，虾米50克，生姜、葱段等调味品各适量。

【制　法】　羊肉洗净，切成薄片，加入料酒和姜片并调匀。锅内放入适量植物油加热后投入葱段和食盐等调味品，用大火炒片刻并快速投入羊肉片和虾米翻炒后，加入适量高汤，改用小火焖至羊肉熟烂即可食用。

【功　效】　暖胃、补肾、壮阳。常食之可治肾虚所致阳痿、遗精、夜尿、尿频。

羊 肉 脯

【组　成】　羊肉、干姜、红糖、食盐等调料各适量

【制　法】　羊肉去除脂膜，切成条状，洗净沥干后放入锅内，加入干姜末和食盐等调料，加入少量高汤煮熟后，改用小火，放入红糖不断搅匀，防止红糖焦化，待烘干后即可食用。

【功　效】　暖胃、止吐。适用于反胃呕吐、朝食夜吐、夜食朝吐患者。

羊肉高粱粥

【组　成】　羊肉 50 克，高粱米 100 克。

【制　法】　羊肉洗净，切成肉丁。高粱米洗净，浸泡 30 分钟后，与羊肉丁一起放入锅内，加入清水，先用大火烧沸，改用小火煲 1 小时，待粥烂熟后，加入调味品则可食用。

【功　效】　祛寒暖胃，增加食欲。适用于脾虚胃寒所引起的消化不良，食欲缺乏，饮食乏味的老年人。

羊肉萝卜粥

【组　成】　羊肉 100 克，高粱米 300 克，萝卜 100 克，姜末等调味品各适量。

【制　法】　羊肉洗净、切块，放入锅内加入清水，先用大火烧沸，除去浮沫，留汤，羊肉切成薄片；萝卜洗净，切丁。高粱米洗净，浸泡 30 分钟后与羊肉片、萝卜丁一起放入锅内，加羊肉汤和清水，先用大火烧沸，改用小火煲至粥烂熟后，加姜末等调味品搅匀即可食用。

【功　效】　祛寒冷，暖脾胃，益肾气，补气血。适于腰膝酸冷，

年老体衰,久病体虚,食欲缺乏、体质虚弱者食用。

羊肉苁蓉粥

【组　成】 大米200克,羊肉100克,肉苁蓉12克,姜末等调味品各适量。

【制　法】 大米洗净之后浸泡30分钟;羊肉洗净,切成薄片。肉苁蓉洗净,切成细条,放入锅内,加入适量清水,先煎煮30分钟,去渣留汤,放入大米、羊肉并搅匀,先用大火烧沸,改用小火煲1小时,待粥烂熟之后,加入姜末等调味品并搅匀即可食用。

【功　效】 补肾助阳,补血填精。适用于阳虚肾衰所致的脾胃不和,消化不良,经常便秘者。

羊骨酒

【组　成】 羊胫骨1根,白酒适量。

【制　法】 羊胫骨砸碎之后,除去筋膜,洗净晒干,放入缸内,加入白酒,没过碎骨,浸泡10日,每晚睡前饮服适量(视酒力)。

【功　效】 强筋健骨,固齿益脑。经常饮用,可治筋骨挛痛,牙齿松动,健忘痴呆等症。

(三)海马

海马又名壮马、马头鱼,其味甘、性温,无毒,入肾经。具有补肾壮阳,可暖腰膝,排毒消肿,可消瘀块,可治疗疮肿毒之功效。

据现代营养学研究表明,海马含有蛋白质、脂肪、糖类、无机盐及维生素多种营养成分。药理研究表明,海马内含有性激素,且作用强而有效。

海马粉

【组　成】 海马适量。

【制　法】　海马焙干后，研为末服用。

【功　效】　本粉具有暖胃、消块、止痛之功效。每次6～9克，温开水送服，可治脘腹胀痛。每次3～6克，黄酒送服，可治阳痿或不育。

海　马　酒

【组　成】　海马1对，黄酒适量。

【制　法】　将海马去尘除杂之后研成碎末，冲入黄酒，浸泡15日后饮用。

【功　效】　补肾壮阳。经常适量饮用可治肾虚所致的阳痿、不育、早泄、遗精等症。

海马当归汤

【组　成】　海马3克，当归6克。

【制　法】　将海马和当归放入锅内，加入适量清水共煮，先用大火烧沸，改用小火煲30分钟即可饮其汤汁。

【功　效】　补气助阳，活血化瘀。适用于因肾不纳气所致气短、哮喘、呼吸急促之症。

（四）海参

海参又名刺参，其味甘、性温，无毒，入肾经。具有补肾壮阳、通肠润燥、止血消炎等功效。

现代营养学研究表明，海参含有蛋白质、无机盐、维生素，内脏含有硫酸多糖，对人体极为有利。据现代药理研究表明，海参含有海参素，是一种绝好抗霉剂，能抑制多种真菌和某些肉瘤，且对脑中风后所致痉挛性麻痹症有效。

水发海参加工方法：干海参须用40℃的温水泡软后，剪开参体，除去内脏，洗净泥沙，用沸水煮10分钟，熄火加盖，再次浸3小时以上,2次煮片刻,则可用于烹调使用。

海参龙眼粥

【组　成】　糯米 100 克,水发海参 30 克,龙眼肉 20 克。

【制　法】　糯米洗净,浸泡 30 分钟后放入锅内,加入切片的水发海参及洗净的龙眼肉,加入清水,先用大火烧沸,改用小火煲 1 小时,待粥烂熟之后即可食用。

【功　效】　补肾助阳,补气养血。适于筋骨过劳,心烦,失眠多梦,气血不足的老年人食用。

海参羊肉汤

【组　成】　水发海参 30 克,羊肉 250 克,姜末等调味品各适量。

【制　法】　羊肉洗净,切块,用沸水焯后除泡沫,与切片的水发海参一起放入锅内,加入姜末和料酒,先用大火烧沸,再改用小火煲 2 小时,待肉烂熟后,加入食盐等调味品即可饮汤吃肉。

【功　效】　补肾温阳,益气养血。可用于因脾胃虚寒所致的食欲缺乏,饮食无味;气虚体衰的老年人食用,则可强身健体,延缓衰老。

海参猪胰汤

【组　成】　海参 1 只,猪胰 1 条,鸡蛋 1 只,地肤子 10 克,向日葵蕊 20 克,食盐适量。

【制　法】　将地肤子和向日葵蕊用消毒过的纱布包好放入锅内,加入清水煎煮 30 分钟,取出药包留液,再将洗净切片的水发海参和猪胰用鸡蛋调匀,放入药液煮片刻,待熟烂之后,加入食盐调味即可食用。

【功　效】　补肾养血,填精缩尿。适用于糖尿病患者消渴止尿。

（五）虾

虾因来源不同可分海水和淡水虾两类,其味甘、性温、无毒,入肾经。具有补肾壮阳,健脾温胃,排毒治疮之功效。

据现代营养学研究表明,虾肉含有蛋白质、脂肪、维生素、无机盐等多种营养成分。

醉 酒 虾

【组　成】　活对虾、红酒各适量。

【制　法】　将活虾洗净,沥干后放入带盖杯内,放入红酒并加盖待虾死后,取出炒熟常食。

【功　效】　补肾壮阳。适用于肾衰气虚所引起的阳痿,早泄。

对 虾 汤

【组　成】　鲜对虾50克,补骨脂9克,姜末、红酒等调味品各适量。

【制　法】　将补骨脂放入锅内,加入清水煎煮30分钟后,将洗净的鲜虾放入锅内,待虾煮熟后,取虾肉去壳,放入带姜末、红酒的调味液内搅匀,吃虾肉饮汤。

【功　效】　补肾兴阳。适用于因肾亏阳衰所致的半身不遂,筋骨疼痛,手足搐弱等症。

虾 皮 粉

【组　成】　小虾适量

【制　法】　将小虾洗净之后,放入锅内干炒至碎,取出研为末服用。

【功　效】　虾皮粉含有大量的蛋白质、钙、磷、铁,且优于肉、蛋、奶制品,常服可强身健体,老幼皆宜。

五、壮阳药膳

(一)粥类

羊肉苁蓉粥

【组　成】　大米 100 克,羊肉 100 克,肉苁蓉 12 克,姜末等调味品各适量。

【制　法】　肉苁蓉放入砂锅内煎煮 45 分钟,除渣留药液。将羊肉洗净,切丁与洗净的大米一起放入锅内,加入待用药液和清水,先用大火烧沸,改用小火煲成稠粥,加入姜末和食盐调味食用。

【功　效】　羊肉性温可助阳,再配肉苁蓉壮阳良药,可补肾阳又益精髓,两者合用,补肾助阳。适合阳虚所致便秘的老年人食用。

羊　腰　粥

【组　成】　大米 100 克,羊腰 1 副,枸杞子 30 克,肉苁蓉 20 克,姜末、料酒等调味品各适量。

【制　法】　枸杞子和肉苁蓉放入砂锅内煎煮 45 分钟,除渣留药液。将羊腰切开,除其筋膜,洗净,用清水泡后焯水除其异味,切丁后加入料酒和姜末腌制 10 分钟,与洗净的大米一起放入锅内加药液和适量清水,先用大火烧沸,改用小火煲成稠粥,加入食盐和调味品食用。

【功　效】　枸杞子补肾益精;羊腰益气补虚;肉苁蓉壮阳益肾。三者合用,使本粥具有壮阳补肾,补虚益气之功效。适合因阳衰所致的畏寒肢冷,腰膝酸痛,小便频数,夜间多尿的老年人食用。

黑豆牡蛎粥

【组　成】　大米 100 克,黑豆 30 克,牡蛎肉 100 克,食盐等调味品各适量。

【制　法】　将黑豆洗净,用清水浸泡 3 小时后与洗净的大米一起放入锅内,加入清水,先用大火烧沸,加入洗净沥干的牡蛎肉,搅拌均匀,改用小火煲成稠粥,加入食盐和葱花等调味品食用。

【功　效】　黑豆和牡蛎均可补肾,具有壮阳补肾,养血乌发的功效。适合肾虚所致的遗精、带下、失眠的老年人食用。

鱼肚粥

【组　成】　大米 100 克,干鱼肚 50 克,鸡汤等调味品各适量。

【制　法】　干鱼肚洗净,放入凉水泡片刻,放入锅内,加入清水,大火烧沸,改用小火煲至鱼肚涨发,待水凉后捞出,切丁,与洗净的大米放入锅内,加入清水,先用大火烧沸,改用小火煲成稠粥加入鸡汤、食盐等调味品后食用。

【功　效】　鱼肚具有补肾益精,消肿止血功效。适用于肾虚滑精,血虚崩漏诸症的老年人食用。

芡实粥

【组　成】　大米 100 克,芡实 30 克,莲子 30 克,五味子 10 克,干山药 20 克,红糖等调味品各适量。

【制　法】　干山药研粉。将莲子去心、洗净与洗净的大米、芡实和五味子一起放入锅内,加入清水,先用大火烧沸,改用小火煲成稠粥,撒入山药粉和红糖调匀,再煮 3 分钟食用。

【功　效】　芡实味甘、性平,入肾经,可补肾涩精,与莲子合用可止带;五味子味酸、性温,可收敛固精,可治遗精、遗尿;山药补气健脾。食药合用,适用于肾虚所致的遗精、带下、尿多、泄泻等症。

核桃乌鸡粥

【组　成】　核桃仁 20 克,乌鸡肉 100 克,大米 100 克,香油等调味品各适量。

【制　法】　将核桃仁研成细粉。乌鸡肉洗净,切块,与洗净的大米一起,放入锅内,加入清水,先用大火烧沸,改用小火煲至鸡肉烂熟,撒入核桃粉再煮 3 分钟后,加入香油、食盐调味食用。

【功　效】　核桃补肾益气;乌鸡补肾健脾,两者合用具有补肾、益气、健脾的功效。适用于肾气不足所致腰痛膝软、耳鸣气喘诸症。

韭菜子粥

【组　成】　大米 100 克,韭菜子 20 克,食盐适量。

【制　法】　韭菜子洗净、烘干,研成细粉。将大米洗净,放入锅内,加清水,用大火烧沸,改用小火煲成稠粥,加入韭菜子粉调匀后再煮 2 分钟,加入食盐调味食用。

【功　效】　韭菜子性温、入肾经,可补肾固精而助阳。适合阳痿、早泄、遗精、多尿者食用。

核桃海金沙粥

【组　成】　核桃仁 20 克,海金沙 15 克,大米 100 克,食盐适量。

【制　法】　将海金沙洗净后,用消毒纱布包扎牢固,放入砂锅内煎煮 30 分钟,取出药袋,留药液。将核桃仁研碎,与洗净的大米放入锅内,加入药液和适量清水,先用大火烧沸,改用小火煲成稠粥,加入食盐调味食用。

【功　效】　核桃可补肾固精,润肠通便;海金沙可除湿利尿。两者合用则补肾固精,通便利尿。适合阳痿、健忘、便秘和排尿疼痛的老年人食用。

（二）汤类

二子补肾汤

【组　成】　枸杞子10克,仔鸡1只,鸡肾10只,姜末、食盐等调味品各适量。

【制　法】　将鸡肾切开除膜,冲洗后,用清水浸泡除异味,捞出沥干,放入碗内,加料酒和姜末调匀。将仔鸡洗净,切块,焯水后捞出放入锅内,加清水,先用大火烧沸,加入鸡肾和枸杞子,改用小火煲至鸡肉烂熟,加入食盐调味,饮汤吃肉。

【功　效】　仔鸡可补肾益精,鸡肾则滋阴壮阳,枸杞子可补肾益精明目。三者合用则补肾益精,壮阳益智。适合遗精、阳痿、健忘、眼花的患者食用。

杜仲腰子汤

【组　成】　杜仲20克,猪腰1只,姜末、食盐等调味品各适量。

【制　法】　将猪腰切开,除筋膜和臊腺,浸泡除异味,切成薄片,放入碗中加入料酒和姜末腌制片刻,放入锅中,加入杜仲和适量清水,煮烂成汤,放入食盐和香油调味食用。

【功　效】　杜仲味甘、性温,入肾经,具有补肾、强筋骨功效;猪肾可补肾助阳。两者合用补肾壮阳,强筋骨。适合腰背酸痛,足膝无力,小便余沥,畏寒肢冷的老年人食用。

双参滋补汤

【组　成】　水发海参100克,人参10克,干贝20克,鸡脯肉100克,姜末、食盐等调味品各适量。

【制　法】　水发海参洗净,切丁;干贝泡软;人参切片;鸡肉洗净,切成薄片,加料酒和姜末。锅内加清水,放入人参、干贝,大火煮 10 分钟,加入海参和鸡肉,煮熟后放食盐调味,饮汤吃肉。

【功　效】　人参补中益气;海参补肾养血,益精壮阳;干贝配双参则增强补肾壮阳功效;鸡肉温中补虚又益精。四者合用,补中益气,补肾壮阳。适合中气不足,致腰膝酸软,关节不利,畏寒怕冷的老年人食用。

金樱鸡汤

【组　成】　金樱根 15 克,芡实 30 克,母鸡 1 只,姜片、葱段等调味品各适量。

【制　法】　金樱根洗净,切成薄片;芡实洗净。将母鸡除内脏,洗净,将金樱根、芡实、姜片和葱段全部塞入母鸡腹内,放入炖盅中,加入料酒、清水,隔水炖 3 小时,待鸡肉离骨后,加入食盐等调味品饮汤吃肉。

【功　效】　金樱根有固精缩尿,涩肠止带功效,再配芡实则增强涩精止带功效。适合遗精白浊,崩漏带下,遗尿,多尿,自汗的肾亏老年人食用。

黄精乳鸽汤

【组　成】　黄精 20 克,乳鸽 1 只,姜片、葱段等调味各适量。

【制　法】　乳鸽宰杀,除内脏,洗净后,将黄精、姜片和葱段塞入乳鸽腹内,用纱线扎紧放入炖盅内,加清水,加入料酒,隔水炖 2 小时,待乳肉烂熟后,加入食盐调味,吃肉饮汤。

【功　效】　黄精补肾填精,健脾益气;乳鸽滋补肝肾,补气养血,两者联用则补肾固精,强筋健骨。适合腰膝骨痛,四肢拘挛,痿痹麻冷的老年人食用。

老鸽汤

【组　成】　老鸽 1 只,肉苁蓉 8 克,姜片、葱段等调味品各适量。

【制　法】　老鸽宰杀后,除内脏,洗净,将肉苁蓉、姜片和葱段塞入老鸽腹内,用纱线扎紧,放入炖盅内,加清水和料酒,隔水炖至鸽肉烂熟,加入食盐调味后饮汤吃肉。

【功　效】　鸽肉味甘、性平,入肾经,可补肾填精,补气益血;肉苁蓉既补肾益精,又润肠通便。两者合用既增强补肾填精的功效,又能通便。适合腰膝酸冷,便秘和前列腺炎的老年人食用。

十全大补汤

【组　成】　羊肉 300 克,党参 9 克,黄芪 9 克,茯苓 9 克,白术 9 克,当归 9 克,川芎 9 克,熟地黄 9 克,肉桂 12 克,甘草 9,白芍 9 克,姜、食盐等调味品各适量。

【制　法】　将 10 味中药用消毒纱布包扎,与洗净切块的羊肉、姜片放入锅内,加清水,用大火烧沸,改用小火煲至肉烂熟之后,取出药袋,加入食盐调味之后饮汤吃肉。

【功　效】　本汤中十味中药为十全大补汤,加羊肉组合而成。羊肉可补肾壮阳,十全大补汤则补中益气、活血通络、滋补五脏而提高免疫力。适合年老体衰、腰膝酸软、手脚麻木、畏寒怕冷、脸色苍白、头晕目眩、阳痿、带下患者食用。

地黄甲鱼汤

【组　成】　甲鱼 1 只,熟地黄 6 克,葱白、姜片等调味品各适量。

【制　法】　将熟地黄放入杯中,上蒸笼蒸 30 分钟,除渣留药液待用。甲鱼宰杀后,除内脏,用沸水浸泡片刻,除其老皮,洗净。

切块,焯水后捞出,放入锅内,加药液和适量清水,加入葱白、姜片和料酒,先开大火烧沸,改用小火煲至甲鱼肉熟后,加入食盐、胡椒粉等调味品饮汤吃肉。

【功　效】　熟地黄味甘、性温,具有滋阴补肾,益精填髓之功效;甲鱼补虚养肾。药食合用则益精填髓,养肾补虚。适合肾血亏虚所致,盗汗遗精,脸色萎黄,体乏无力的老年人食用。

第七章　祛痰药膳

　　痰阻气道，少则喘鸣，多则咳嗽。痰除喘自平，痰排咳自停。所以中医学认为，痰为喘咳之病因，有痰必除，喘咳自愈。中医还认为：体内夹湿，必可生痰。要想祛痰，必须润燥，润滑气道，利于排痰，燥者则吸湿气，以断绝生痰之根源，痰则除之。由此可见，凡润燥物皆有祛痰之功效，如银耳、荸荠、蜂蜜、百合、绿豆等润燥之物皆属祛痰剂。

一、粥类药膳

蜂蜜杏仁粥

　　【组　成】　大米100克，杏仁12克，蜂蜜适量。

　　【制　法】　大米洗净，浸泡30分钟后，与研碎的杏仁一起放入锅内，加入清水，先用大火烧沸，改用小火煲至粥烂，加入蜂蜜调匀即可食用。

　　【功　效】　润肺化痰。适于肺燥干咳、肠燥便秘者食用。常用此粥可清热化痰，润肺止咳，润肠通便。

糯米荸荠粥

　　【组　成】　糯米100克，荸荠50克。

【制　法】　荸荠去皮、切块,洗净。糯米洗净,浸泡 30 分钟,与荸荠一起放入锅内,加入清水,用大火烧沸,改用小火煲至粥烂则可食用。

【功　效】　渗湿除痰。适于黄痰黏稠,痰黏难除者食用。常饮此粥,痰稀自除。

糯米百合粥

【组　成】　糯米 100 克,水发百合 50 克。

【制　法】　糯米洗净,浸泡 30 分钟后与洗净的水发百合一起放入锅内,加入清水,用大火烧沸,改用小火煲成粥,即可食用。

【功　效】　百合属药食两用食物,具有润肺清火,化痰止咳之功效。常用此粥,既可润滑气管和肺泡,也可化痰和止咳,适合吸烟而经常咳嗽者食用。

银杏粥

【组　成】　大米 100 克,银杏 20 克。

【制　法】　银杏去壳、去皮,洗净,与洗净的大米一起放入锅内,加入适量清水,用大火烧沸,改用小火煲至粥烂熟即可食用,因银杏略有苦涩味,必要时可加适量蜂蜜,以缓口味。

【功　效】　银杏入肺经,具有敛肺化痰之功效和改善脑部血液循环的作用。适合多痰老年人食用。

橄榄粥

【组　成】　大米 100 克,橄榄 10 粒。

【制　法】　橄榄去核、切丁、洗净,与洗净的大米一起放入锅内,加入清水,用大火烧沸,改用小火煲至粥烂时,加入适量蜂蜜调味后食用。

【功　效】　橄榄味甘、性平,入肺经,具有清热解毒、生津止渴、敛肺化痰、健胃消食之功效。适于多痰咽痛,积食口渴症者食用。

陈皮粥

【组　成】　大米100克,陈皮丝15克。

【制　法】　大米洗净,洗净的陈皮丝一起放入锅内,加入清水,先用大火烧沸,改用小火煲至粥烂熟后则可食用。

【功　效】　陈皮理气健脾,燥湿化痰。适于气滞纳呆,多痰气喘症者食用。

雪梨粥

【组　成】　大米100克,雪梨1只。

【制　法】　大米洗净放入锅内,加入清水,先用大火烧沸,改用小火煲至粥烂熟之后,放入去皮、切丁、洗净的雪梨并搅匀,再煮片刻则可食用。

【功　效】　雪梨味甘,入肺经,具有生津润燥、清热化痰之功效。适于肺热、痰黄症者食用。

佛手粥

【组　成】　大米100克,佛手20克,蜂蜜适量。

【制　法】　佛手洗净,切丝。大米洗净后与佛手一起放入锅内,加入清水,先用大火烧沸,改用小火煲至米烂熟,加入蜂蜜调味则可食用。

【功　效】　佛手行气化痰,健胃止呕。适于气滞多痰,积食呕吐症者食用。

白萝卜粥

【组　成】　大米 100 克,白萝卜丝 30 克,蜂蜜适量。

【制　法】　白萝卜洗净,切丝。大米洗净后与白萝卜丝一起放入锅内,加入清水,先用大火烧沸改用小火煲至粥烂熟,放入蜂蜜调味则可食用。

【功　效】　白萝卜具有清热生津,下气宽中,消食化滞,理气化痰之功效。适于消化不良,气滞多痰,口渴咽肿症者食用。

二、汤类药膳

银耳丝瓜汤

【组　成】　银耳 50 克,丝瓜 2 条,猪瘦肉 100 克,水淀粉、料酒等调味品各适量。

【制　法】　银耳洗净用温水浸泡后,切碎;猪瘦肉洗净,切丁,加入适量水淀粉调匀。丝瓜去皮、切片、洗净后与银耳、瘦肉一起放入沸水内搅匀,再煮片刻,加入食盐、料酒等调味之后即可饮用。

【功　效】　银耳润肺化痰,生津利咽;丝瓜则可清热消肿,生津止渴。适于痰多而黏,咽喉红肿,口干舌燥症患者食用。

西洋菜瘦肉汤

【组　成】　西洋菜 150 克,猪瘦肉 100 克,鸡蛋 1 只,料酒、生姜末、葱段等调味品各适量。

【制　法】　西洋菜洗净,用沸水焯后捞出,放入汤碗待用;猪瘦肉洗净,切丁,放入鸡蛋清调匀。锅内加入适量植物油,待热后放姜末和葱段爆炒后加入清水,用大火烧沸,放入瘦肉丁,待肉熟后放入食盐等调味品,搅匀倒入待用的汤碗内搅匀即可饮用。

【功　效】　西洋菜具有润肺化痰,清热生津之功效。适用于多痰肺燥,咳嗽、咯血、鼻出血等症患者。

冬贝鸡蛋汤

【组　成】　天冬10克,川贝母15克,鸡蛋2只,葱段等调味品各适量。

【制　法】　将天冬和川贝母煎煮30分钟,除药渣,留药液。取鸡蛋打散后倒入药液煮片刻,煮好后放入葱段、食盐及香油等调味品搅匀则饮汤。

【功　效】　川贝母化痰,天冬润肺。两者合用,适合肺燥多痰,痰稠而难咳,津伤口渴症者食用,也可用于肺结核患者的辅助治疗。

虾干粉丝汤

【组　成】　水发虾干50克,粉丝60克,葱段等调味品各适量。

【制　法】　水发虾干洗之后放杯中,加料酒上蒸笼蒸10分钟。粉丝洗净,温水泡软之后,捞出放入锅内,加入清水,先用大火烧沸,倒入虾肉,改用小火煮至烂熟后,加葱段、香油、食盐等调味品并搅匀即可饮用。

【功　效】　虾干具有开胃化痰,益气通脉之功效。适于气滞痰多,兼有冠心病和动脉粥样硬化的老年人食用。

灵芝瘦肉汤

【组　成】　灵芝1枚,猪瘦肉150克,姜末、葱段、水淀粉等调味品各适量。

【制　法】　灵芝洗净,用温水浸泡至软,切片,浸泡的灵芝水留用;猪瘦肉洗净,切丁,加入水淀粉、姜末和料酒调匀。锅内加适量清水和灵芝水，先用大火烧沸，放入灵芝片和肉丁，再煮片刻，待肉烂熟后，放入葱段、香油等调味品搅匀即可饮汤吃肉。

【功　效】 灵芝具有扶正固本，强身健体，化痰作用。适于年老体弱，气滞痰多，常咳兼喘症者食用。

三、其他药膳

银耳鸡蛋羹

【组　成】 银耳 20 克，鸡蛋 2 只，香油等调味品各适量。

【制　法】 银耳去根、除杂、洗净，温水浸泡 30 分钟后切丁；鸡蛋打碗中，放入银耳丁打散，放入食盐等调味品，上蒸笼蒸至蛋熟，放入香油等调味后食用。

【功　效】 银耳具有理气润肺，生津化痰之功效。常用可化痰、止咳、消渴。

虫草炖老鸭

【组　成】 冬虫夏草 5 根、老公鸭 1 只，姜、葱等各适量。

【制　法】 将老公鸭宰杀、去毛、开膛，取出内脏、洗净。将鸭头劈开，塞入 2 根冬虫夏草，用线扎紧，余下 3 根冬虫夏草、姜块和洗净的生葱结团一起塞入公鸭腹内、缝合腔口，将整只老公鸭放入锅内，加入适量清水用小火炖至烂熟后，加入食盐调味即可食用。

【功　效】 冬虫夏草具有补气益精，化痰止咳之功效。适于气虚体衰，阳痿遗精，多痰咳喘兼咯血，自汗盗汗，大病无力者和老年体衰，痰鸣气喘的老年人食用。

双耳炒肉片

【组　成】 水发银耳 50 克，水发木耳 50 克，猪瘦肉 200 克，料酒等调味品各适量。

【制　法】　将水发木耳和银耳洗净，切碎；猪瘦肉洗净，切片，加入料酒和水淀粉调匀。锅内放入植物油，先放姜片后加入瘦肉片和双耳爆火炒熟，放入食盐等调味品则可食用。

【功　效】　双耳具润肺化痰之功效。适合于痰多咳喘症者食用。

丝瓜炒百合

【组　成】　丝瓜 2 条，百合 30 克，姜末、葱段等调味品各适量。

【制　法】　丝瓜洗净，去皮，切块；百合洗净，泡软，切片。锅内放入适量植物油，大火起锅，放入姜末、葱段和丝瓜、百合爆炒，待炒熟后加入食盐调味品即可食用。

【功　效】　丝瓜和百合具有润肺化痰，生津止渴之功效。适合于痰多，喉肿、咽痛、口渴、舌燥症者食用。

雪梨拌车前草

【组　成】　雪梨 2 只，鲜车前草 300 克，香油等调味品各适量。

【制　法】　雪梨洗净，去皮、核，切丝。鲜嫩车前草除杂，洗净，与梨丝混合，焯水后，加入食盐拌匀，脱水后加入香油等调味品拌匀即可食用。

【功　效】　梨和车前草均有利水、祛湿、化痰、生津、止渴之功效。适合于肺虚劳热，带痰咳喘症者食用。

荸荠拌芦荟

【组　成】　荸荠 200 克，芦荟 150 克，香油等调味品各适量。

【制　法】　荸荠去皮，洗净，切成薄片。芦荟除刺，洗净，切成条状,与荸荠片一起用沸水焯后,加入食盐脱水,加入香油等调味品则可食用。

【功　效】　荸荠具有化湿祛痰作用;芦荟则有清热润肺,润肠作用,常用此菜可润肺化湿祛痰、止咳又平喘,润肠通便。适用于肺燥、便秘的老年人。

第八章　平喘药膳

　　哮喘者有鸣声伴有呼吸短促,呼吸困难,胸闷,呕吐,胸口疼痛,严重者则有张口抬肩,难以平卧等多种症状。其病因是由于呼吸道受到外界冷气或过敏性物质刺激而引起气管收缩或气管黏膜肿胀,分泌黏液增多而致气管管腔变小,黏液阻塞而致喘鸣。其预防的方法应是不吃或少吃过敏性物质和易发性物质如海鲜、辣椒等刺激食物,查明过敏源而坚决不吃,是最有效的方法,其次是防止感冒,也是防止哮喘再次发生的好方法。治疗应选用带有平喘效果的食药两用食物如杏仁等,即药膳可助平喘之效。

一、粥类药膳

杏仁猪肺粥

　　【组　成】　大米 100 克,杏仁 30 克,猪肺 100 克,姜片、香油等调味品各适量。

　　【制　法】　将猪肺洗净,切块;甜杏仁洗净,用温水浸泡去膜;大米洗净后用清水浸泡 30 分钟。锅内放入植物油,加热后放姜片和猪肺爆炒至熟取出待用。锅内放入大米和甜杏仁,加入清水,用大火烧沸,改用小火煲至粥烂熟后,放入炒好的猪肺,再煮片刻,加入食盐则可食用。

【功 效】 润肺平喘。适用于气喘,呼吸困难,胸闷作呕,难以入睡之症者;也可用于老年性肺虚喘咳,失眠,多痰,喘鸣者。

糯米金橘粥

【组 成】 糯米 100 克,金橘 6 只,柠檬半只,蜂蜜适量。

【制 法】 金橘洗净,切成两半;柠檬洗净,榨汁。糯米先用凉水浸泡 1 小时,捞出洗净放入锅内,加入清水,用大火烧沸,改用小火煲 20 分钟后放入金橘,再煮 10 分钟至粥烂熟后,放入柠檬汁和蜂蜜调匀则可食用。

【功 效】 金橘味甘、性温,入肺经,具有宽胸理气,平喘消渴之功效。柠檬汁含有丰富的维生素,既可预防感冒,还可增强人体免疫力,尤其适合年老体衰,经常气喘的老年人食用。

糯米桂花粥

【组 成】 糯米 100 克,白莲子 20 克,桂花 10 克,蜂蜜适量。

【制 法】 糯米凉水浸泡 1 小时,捞出洗净,沥干;白莲子用热水浸泡去膜,去心。锅内加入清水,放入糯米和白莲子,用大火烧沸,改用小火煲至粥烂熟,加入蜂蜜和桂花调匀即可食用。

【功 效】 桂花含有芳香油,具有理气、平喘、化痰之功效。本粥味甘、性温,适用于气血双亏、体弱、痰白、喘鸣、胸闷者。

白兰花粥

【组 成】 糯米 100 克,白兰花 4 朵,红糖适量。

【制 法】 糯米用凉水浸泡 1 小时后,捞出,沥干;白兰花洗净,切丝。锅内加入清水,放入糯米,用大火烧沸,改用小火煲至粥烂熟后,放入白兰花丝和红糖调味即可食用。

【功 效】 白兰花味苦、性温,入肺经,具有润肺行气,化痰平喘之功效。适用于慢性支气管炎所致的哮喘,也适于食欲缺乏,腹胀,痰白,前列腺炎等老年人食用。

紫苏粥

【组　成】　糯米 100 克,紫苏叶 15 克,红糖适量。

【制　法】　将紫苏叶洗净后放入锅内,加入多量清水,用大火烧沸,改用小火煲 1 小时,捞出紫苏叶,倒入浸泡后洗净的糯米,继续用大火煲至粥烂熟,加入红糖调匀即可食用。

【功　效】　紫苏叶味辛、性温,入肺经,具有解表行气,宽胸平喘之功效。可用于气虚胸闷,气促哮喘症者食用,也适合于肺气虚损,白痰喘鸣的老年人食用。

荞麦茶叶粥

【组　成】　荞麦 100 克,茶叶 15 克,蜂蜜适量。

【制　法】　荞麦洗净,浸泡 30 分。将茶叶放入锅内,加入多量清水,用大火煮 20 分钟,捞出茶叶,放入荞麦继续煮至粥烂熟后,加入蜂蜜调匀即可食用。

【功　效】　茶叶清香、行气、宽胸、化痰。可用于慢性支气管炎、哮喘,也可用于肺气肿的咳喘、气短、便秘者。

山药百合粥

【组　成】　糯米 100 克,山药 100 克,百合 50 克,蜂蜜适量。

【制　法】　山药去皮,洗净,切块;百合洗净,分瓣。糯米浸泡,捞出,洗净,与山药、百合一起放入锅内,加入清水,煮至粥烂熟后加入蜂蜜即可食用。

【功　效】　山药除湿,可断生痰之源;百合润肺平喘。适于痰浊内盛型哮喘者食用。

百莲粥

【组　成】 糯米 100 克,鲜百合 50 克,莲子 60 克,蜂蜜适量。

【制　法】 鲜百合分瓣,洗净;莲子用温水浸泡,去心。糯米洗净,凉水浸泡 30 分钟后,放入锅内,加入清水,放入百合和莲子,用大火烧沸,改用小火煲粥熟烂后,加入蜂蜜调匀即可食用。

【功　效】 百合滋阴润肺;莲子益气宽胸,两者联用,适合阴虚气喘症者食用。

二、汤类药膳

猪肺汤

【组　成】 猪肺 500 克,白萝卜 200 克,姜片等调味品各适量。

【制　法】 猪肺洗净,切片,焯水。白萝卜去皮,洗净,切块,与猪肺一起放入锅内,加入清水,放入姜片和料酒,大火烧沸后改用小火煲 90 分钟,待猪肺烂熟后,放食盐等调味品调匀即可食用。

【功　效】 润肺、化痰、平喘。适于肺燥气虚的痰鸣哮喘症者食用。

鸭肉银杏汤

【组　成】 鸭肉 250 克,银杏 30 克,料酒等调味品各适量。

【制　法】 鸭肉洗净,切块,用沸水焯后捞出放入锅内,再放入洗净的银杏、料酒,加入清水,用大火烧沸,改用小火煲至鸭肉烂熟后,放入食盐等调味即可吃肉饮汤。

【功　效】 除湿敛肺,化痰平喘。适合胸闷、气喘,兼有咳嗽症者食用。

菠萝银耳汤

【组　成】　菠萝 100 克，银耳 50 克，水淀粉、食盐等调味品各适量。

【制　法】　菠萝去皮，洗净，切块。银耳用温水浸泡后冲洗并撕成小块，与菠萝一起放入锅内，加入清水，开火煮熟后，加入食盐等调味后，再加入水淀粉勾芡即可食用。

【功　效】　养阴润肺，益气宽胸。适用于阴虚肺燥所致的哮喘、口干咳嗽。

冬瓜麻黄汤

【组　成】　冬瓜子 20 克，银杏 20 克，麻黄 2 克，蜂蜜适量。

【制　法】　将冬瓜子、银杏叶和麻黄洗净后用消毒的纱布包扎好，放入锅内，加入清水，大火烧沸后改用小火煲 30 分钟，取出纱布包，药汤内加入蜂蜜调味即可饮用。

【功　效】　麻黄具有良好的平喘作用，可用于各种哮喘患者，屡试屡验，均有见效。

牛肺芦根汤

【组　成】　牛肺 500 克，川贝母 10 克，鲜芦根 50 克，生姜等调味品各适量。

【制　法】　牛肺洗净，放入锅内，加入冷水，大火煮焯水，去除血沫，捞出放凉，切块。鲜芦根洗净，切碎，用消毒的纱布包扎好，与牛肺一起放入锅内，加入清水，再放入生姜片和料酒，用大火烧沸，改用小火煲 1 小时牛肺烂熟后，加入食盐等调味后吃牛肺饮汤。

【功　效】　清热、化痰、平喘。适用于外感诱发的哮喘症。

鹌鹑虫草汤

【组　成】　鹌鹑1只,冬虫夏草3克,生姜等调味品各适量。

【制　法】　鹌鹑去毛,除内脏,洗净,将洗净的冬虫夏草和姜丝塞入鹌鹑的腹腔内,封口放入锅内,加入料酒和适量清水,先用大火烧沸,改用小火煲至烂熟,放入食盐调味之后食用。

【功　效】　润肺补肾,宽胸定喘。适用于肺燥肾虚所致的肾不纳气的哮喘,胸闷症者。

三、其他药膳

章鱼炖花生

【组　成】　章鱼干80克,花生仁50克,香菇30克,银杏10克,料酒、姜丝等调味品各适量。

【制　法】　银杏去壳,洗净,用沸水焯;章鱼干用温水浸泡至软,洗净,切块;香菇去蒂,洗净。花生仁洗净后与银杏、章鱼、香菇一起放入锅内,加入姜丝、料酒和适量清水,用大火烧沸,改用小火炖90分钟,待章鱼烂熟,食盐调味后即可食用。

【功　效】　敛肺气、定喘咳。适用于肺阴不足而引发的喘咳症,也可用于体形瘦弱的糖尿病患者。

菊花红杏羹

【组　成】　干菊花2克,红枣50克,银杏30克,冰糖适量。

【制　法】　干菊花洗净,浸泡,捞出;红枣去核,洗净。银杏去壳,洗净后和红枣一起放入锅内,加入适量清水,煮至烂熟后,放入菊花和冰糖,搅匀后再煮片刻则可食用。

【功　效】　清热解毒、祛痰定喘。适合血虚气喘,痰多喘鸣者食用。

萝卜饼

【组　成】　白萝卜250克,面粉250克,猪瘦肉100克,生姜15克,葱白15克,食盐、香油等调味品各适量。

【制　法】　将白萝卜洗净,切丝;猪瘦肉洗净,切丁;生姜洗净,切丁。葱洗净后切段,与白萝卜、猪瘦肉、生姜混合制成肉馅,放入香油、食盐、味精等调味品,搅匀。将面粉加入适量清水和面制成面皮,包入肉馅成形待用。最后,将植物油放入干锅内,加热至八成,投入包好成形的萝卜饼,烙至饼熟后即可食用。

【功　效】　具有行气化痰,止咳定喘之功效。适用于过敏性咳喘症者。

地龙蛋羹

【组　成】　白颈地龙3条,鹌鹑蛋3只,香油等调味品各适量。

【制　法】　将生白颈地龙(即白颈蚯蚓)放在清水中漂养,吐除泥味,洗净后放入料酒以除异味。将鹌鹑蛋打散后加入食盐倒入地龙内,隔水蒸至蛋熟成羹,加入香油则可食用。

【功　效】　清热、止喘、定惊。常食可治慢性支气管炎所致胸闷气喘、痉挛等症。

第九章 镇咳药膳

咳嗽多数是由于呼吸道二次感染,产生炎症和黏液不断刺激呼吸道而引发,所以镇咳必须扩张气管,促进痰液排出,才得以抑制咳嗽。中医学认为,湿则生痰,痰不断刺激气管而引发咳嗽,所以治咳则先祛痰,痰除则咳自停。

一、粥类药膳

川贝雪梨粥

【组　成】　大米 100 克,川贝母 15 克,雪梨 3 只。

【制　法】　大米洗净,浸泡 30 分钟,沥干;川贝母用沸水泡软,沥干。雪梨洗净,去皮、核,切块,与大米、川贝母一起放入锅内,加入清水煮至粥烂即可食用。

【功　效】　滋阴润肺,止咳化痰。适用于痰黄而黏兼有咳嗽的患者,也可用于老年人肺虚而燥,咽干口渴所致的咳嗽。

芹 菜 粥

【组　成】　大米 100 克,芹菜 60 克,食盐适量。

【制　法】　芹菜洗净、切碎,与洗净的大米一起放入锅内,加入清水,煮至烂熟后,加入食盐即可食用。

【功　　效】 润肺止咳。非常适合高血压兼咳嗽的患者食用。

双仁紫米粥

【组　　成】 松仁 20 克,核桃仁 25 克,紫米 100 克,蜂蜜适量。

【制　　法】 紫米洗净,浸泡 1 小时,沥干;核桃仁洗净,砸碎。松仁洗净后与紫米、核桃仁一起放入锅内,加入清水,煮至烂熟,加入蜂蜜调味后饮用。

【功　　效】 润肺止咳。由于双仁兼润肠功效,更适合便秘兼咳嗽者食用。

小米油麦菜粥

【组　　成】 小米 100 克,油麦菜 50 克,食盐适量。

【制　　法】 油麦菜洗净,切碎。小米洗净后放入锅内,加入清水煮至米烂粥稠时,加入油麦菜搅匀再煮片刻,加入食盐调味即可食用。

【功　　效】 安神、润燥、镇咳。尤其适合烦躁失眠夜间咳嗽的患者食用。

萝卜川贝粥

【组　　成】 大米 100 克,萝卜 100 克,川贝母 15 克,食盐适量。

【制　　法】 萝卜洗净,去皮,切末;川贝母泡软,洗净,切末。大米洗净后与萝卜、川贝母一起放入锅内,加入清水煮至粥烂,加入食盐调味后食用。

【功　　效】 清热化痰,润肺镇咳。适用于支气管炎的咳喘患者。

南瓜粥

【组　成】　大米 100 克,南瓜 100 克,核桃仁 9 克,食盐适量。

【制　法】　核桃仁去皮,洗净,砸碎。南瓜去皮,除瓤,切块,与洗净的大米、核桃仁一起放入锅内,加入清水煮成烂粥,加入食盐调味后食用。

【功　效】　润肺镇咳、降糖止痛。适用于糖尿病患者。

紫红粥

【组　成】　大米 100 克,紫苏 9 克,红枣 8 枚,食盐适量。

【制　法】　紫苏用清水煎煮 2 次,去渣,留药液。红枣去核,洗净,与洗净的大米一起放入锅内,加入清水和药液,煮至粥烂,加入食盐调味后食用。

【功　效】　紫苏具有解表散寒,宣肺镇咳之功效。适用于风寒感冒引起的咳嗽。

山药面粉糊

【组　成】　生山药 120 克,面粉、姜末、葱花、红糖各适量。

【制　法】　生山药洗净,去皮,捣成泥状,与面粉一起放入锅内,加入适量清水,不断搅匀,用小火煮成糊状后,加入姜末、葱花和红糖调味后食用。

【功　效】　山药具有补脾养胃,润肺生津之功效。适于肺虚咳喘,脾虚少食,久泻不止的老年人食用。

姜葱粥

【组　成】　大米 100 克,生姜 6 片,葱白(带根)和米醋各适量。

【制　法】　葱带根洗净,切段。生姜洗净、切片,与带根的葱白和洗净的大米一起放入锅内,加入清水煮至粥烂时,放入米醋和余下的葱叶并搅匀,趁热食用。

【功　效】　解表祛寒,温中通阳。适用于风寒感冒引起的咳嗽。其特点是方便,省钱见效快,老幼皆宜,屡试屡验。

双生粥

【组　成】　生山药 60 克,生薏苡仁 60 克,柿饼 30 克,红糖适量。

【制　法】　将生薏苡仁洗净后放入锅内,加入清水煮熟后,放入洗净、捣碎的生山药和洗净、切丁的柿饼,继续煮成稠粥,加入红糖调味后食用。

【功　效】　滋阴润肺,健脾和胃。可用于阴虚肺燥,午后低热,肺痨咳嗽的辅助治疗;也可用于消化不良,便溏久泻,体弱咳嗽。

杏仁生地粥

【组　成】　杏仁 15 克,生地黄 30 克,生姜片 15 克,大米 100 克,食盐少许。

【制　法】　将杏仁、生地黄、生姜片共煮 2 次,去渣,合并 2 次药液。大米洗净后放入锅内,加入清水和药液煮至粥烂后,放入食盐调味食用。

【功　效】　滋阴润肺,化痰镇咳。可用于骨蒸烦热,肺虚烦躁干咳者的辅助治疗。

百部粥

【组　成】　红枣 10 枚,党参 30 克,百部 15 克,大米 100 克。

【制　法】　将党参和百部共煮 2 次,除渣,合并 2 次药液。红枣去核、洗净,与洗净的大米一起放入锅内,加入清水和药液,煮至粥烂熟后,加入蜂蜜调味即可食用。

【功　效】　党参益气,百部镇咳。可用于胸满痰多,胸闷咳嗽,肺虚咳喘症者。

豆豉粥

【组　成】　大米 100 克,淡豆豉 10 克,葛根 10 克,石膏 30 克,荆芥 6 克,栀子 6 克,生姜 3 片,葱 3 根。

【制　法】　将葛根、石膏、荆芥、栀子共煮 2 次,去渣,合并 2 次药液。大米洗净后与姜片、淡豆豉一起放入锅内,加入清水和药液,煮至粥烂熟后放入姜片和葱花调匀即可食用。

【功　效】　发汗解表,清热镇咳。适于外感风寒所致发热、头痛、心烦、口渴、咳嗽,无汗、发热、咳嗽者食用,但热退之后不宜服用。

陈皮桔梗粥

【组　成】　大米 100 克,陈皮 6 克,桔梗 9 克。

【制　法】　将陈皮和桔梗共煮 2 次,除渣,合并 2 次药液。大米洗净后放入锅内,加入清水和药液,共煮至粥烂熟后食用。

【功　效】　理气化痰,宽胸镇咳。可用于咽喉肿痛、痰多咳嗽。尤其适用于痰中带血的咳喘。

二、汤类药膳

牛肉芥菜汤

【组　成】　牛肉 250 克,芥菜 500 克,葱白、香油等调味品各适量。

【制　法】　牛肉洗净,切片,放入姜末,料酒调匀;芥菜洗净,切段。锅内放入少许植物油,待热后先放葱白,再放入牛肉片及芥菜段爆炒,加入食盐和清水煮熟成汤,加入香油调味即吃肉饮汤。

【功　效】　化痰镇咳,润肺理气。可用于白痰咳嗽,也可用于肺癌、食管癌兼咳嗽患者的辅助治疗。

乳鸽橘红汤

【组　成】　乳鸽 1 只,橘红 20 克,红枣 6 枚,杏仁 5 粒,食盐适量。

【制　法】　乳鸽去毛,剖腹,洗净,用沸水焯后放入锅内,加入清水,放入橘红、杏仁和红枣,先用大火烧沸,改用小火煲至乳鸽熟烂后,加入食盐调味,去除橘红和杏仁,吃肉、枣,饮汤汁。

【功　效】　温肺下气,化痰镇咳。适合肺气虚寒,痰白痰稀,久咳不止,夜间咳多,喉痒伴喘,咳甚气促症者食用。

银 杷 汤

【组　成】　水发银耳 100 克,枇杷 50 克,蜂蜜适量。

【制　法】　水发银耳洗净,焯水后撕碎。枇杷洗净、去核、切片,与银耳一起放入碗内,加入沸水和蜂蜜,隔水炖至银耳烂熟,饮汤吃枇杷和银耳。

【功　效】　滋阴润肺,化痰镇咳。可用于肺热咳嗽,久咳不愈;也可用于四时感冒,咽干口渴,喉痒作咳症的辅助治疗。

乌龟汤

【组　成】　乌龟 1 只,荸荠 200 克,姜片等调味品各适量。

【制　法】　将乌龟去头,洗净,从后腿和龟盖连接处切开,切成小块,用沸水焯后,除其异味。荸荠洗净,去皮,切块,与龟肉一起放入锅内,加入料酒和清水,放入姜片和食盐等调味品上蒸笼蒸至烂熟则可吃肉饮汤。

【功　效】　乌龟味甘、性温,入脾、肺经,有除湿润肺,健脾开胃,清热化痰之功效。可用于肺气虚弱,年久咳嗽;也可用于咽干口燥,多痰咳嗽。

黄精汤

【组　成】　黑豆50克,黄精20克,冰糖适量。

【制　法】　黄精洗净,泡软,切成碎末,与洗净的黑豆一起放入锅内,加入清水,用大火烧沸,改用小火煲至烂熟后,放红糖调味,吃豆饮汤。

【功　效】　滋阴、润肺、镇咳。可用于干咳少痰的患者;也可用于腰膝酸软,气虚咳喘的辅助治疗。

小麦百合汤

【组　成】　小麦100克,鲜百合100克,冰糖适量。

【制　法】　鲜百合洗净,去皮,切片后与洗净的小麦一起放入锅内,加入清水,先用大火烧沸,改用小火煲至烂熟后,放冰糖调味饮汤。

【功　效】　润肺止咳,清心安神。适于多痰咳嗽,夜咳失眠症者食用。

鸡蛋紫菜汤

【组　成】　鸡蛋1个,紫菜20克,川贝母15克,姜末、葱白等调味品各适量。

【制　法】　川贝母研成粉末,紫菜洗净,鸡蛋打散。锅内放入少量植物油,烧至油热,放入姜末,葱白爆炒后加入清水,待水沸后加入川贝母、紫菜及蛋液,再煮片刻,加食盐等调味品则可食用。

【功　效】　润肺化痰,镇咳等功效。可用于肺热咳嗽,也可用于脚气、水肿、淋病的辅助治疗。

糯米花汤

【组　成】　糯米花 50 克,桑白皮 20 克。

【制　法】　桑白皮洗净后加水煎煮 2 次,除渣,合并 2 次药液,将洗净的糯米花放入药液内,再煮片刻即可饮用。

【功　效】　桑白皮具有清凉泻火,润肺化痰之功效。可用于肺热所致痰黏咳嗽,也可用于尿频,尿不尽及高血压症。

鲫 鱼 汤

【组　成】　活鲫鱼 1 条,陈皮丝 15 克,姜末等调味品各适量。

【制　法】　鲫鱼剖杀去鳞、去鳃、除内脏、切块,加入姜末、陈皮丝和料酒,调匀后放入锅内,加入适量清水,用大火烧沸,改用小火煲 30 分钟后,加入香油和食盐,吃鱼喝汤。

【功　效】　宽胸理气,化痰镇咳。可用于咯血痰、频频阵咳者。

羊肉山药汤

【组　成】　羊肉 250 克,山药 80 克,生姜 6 片,料酒等调味品各适量。

【制　法】　生山药去皮,洗净,切块。羊肉切块,洗净,用沸水焯异味后和生姜片及山药一起放入锅内,加入料酒拌匀后加入清水适量,用大火烧沸,改用小火煲 90 分钟,待羊肉烂熟后,加入食盐调味即可吃肉饮汤。

【功　效】　温阳暖胃,健脾燥湿。常服本汤可治体虚久咳、脾虚便溏、体弱怕冷等症。

三、其他药膳

糖萝卜

【组　成】　白萝卜、红糖、饴糖各适量。

【制　法】　白萝卜洗净后，切成薄片，加入红糖和饴糖，腌24小时后食之。

【功　效】　润肺化痰。适用于慢性支气管炎或肺气肿患者的多痰咳嗽。可作为小菜配粥食用，也可零食用之。

凉拌核桃仁

【组　成】　核桃仁6克，生姜2片。

【制　法】　以核桃仁3克配生姜1片细细嚼吃，早、晚各1次。

【功　效】　核桃润肺，生姜理气宽胸，混合食之则润肺，下气止咳，尤其适合肺肾两虚的久咳痰喘症者食用。

沙参煲猪肺

【组　成】　南沙参20克，五味子10克，新鲜猪肺1只，姜丝末、料酒等调味品各适量。

【制　法】　将新鲜猪肺反复冲洗，挤净肺泡内的血水和异物，切块，放入沸水焯除异味，除沫、沥干后，放入姜末和料酒调匀，放入锅内，加入洗净的南沙参和五味子，注入适量清水，用大火烧沸，改用小火煮煲1小时，待猪肺烂熟后，加入食盐、香油等调味品后，吃猪肺。

【功　效】　清肺化痰，生津镇咳。食之可治久咳声哑，润喉利咽，干咳少痰等症。

乌鸡煮白果

【组　成】 乌鸡 1 只,白果 15 克,白莲子 15 克,百部 15 克,生姜、料酒等调味品各适量。

【制　法】 乌鸡除内脏,洗净,切块,用沸水焯除异味,除沫,加入姜末,料酒调匀。将白果、白莲子除皮,去心与百部一起用温水泡软后洗净,再与乌鸡肉一起放入锅内,加入适量清水,先用大火烧沸,改用小火煮至鸡肉熟烂后,加入食盐等调味品则可食用。

【功　效】 补肾敛肺,止咳平喘,健脾和胃。适合肺结核所致的咳嗽,老年性慢性支气管炎所致的咳喘症者食用。

红烧鳗鱼

【组　成】 鳗鱼 500 克,去壳榧子 10 克,白薇 15 克,薏苡仁 15 克,小茴香 5 克,姜末、红糖、醋等调味品各适量。

【制　法】 鳗鱼去鳃除杂,洗净。将榧子等 4 味中药洗净后用消毒纱布包扎好,放入适量清水煮沸后,改用小火煎煮 30 分钟,取出药包,将鳗鱼放入药汤内煮至鱼熟,放入姜末、料酒、红糖、食盐、醋等调味品,再煮片刻则可食用。

【功　效】 补虚益气,润肺镇咳。适用于肺结核所致的咳嗽,形瘦食少,带痰咳嗽症者。

第十章　降血压药膳

　　成人血压的正常值为:收缩压(高压)90～140毫米汞柱,舒张压(低压)60～90毫米汞柱。高于此范围则称为高血压,高血压可引发心力衰竭、血管破裂等多种疾病,成为危害人类健康的杀手。尤其是中老年人,由于血管发生退化性变化,血管的弹性越来越差,脆而易破,往往会引发心脑血管的多种疾病而夺去老年人的生命。为此,应在医师指导下改善饮食习惯,从药膳入手,辅助防治高血压,往往会取得事半功倍的作用。常用的降压食材有玉米、香菇、芹菜等绿色蔬菜,常食之可防治高血压病,既经济又方便,还可使老年人平安度晚年。

一、粥类药膳

菊花核桃粥

　　【组　成】　大米100克,菊花20克,核桃仁25克,蜂蜜适量。

　　【制　法】　菊花洗净;核桃去壳,砸碎,洗净。大米洗净,浸泡30分钟后与菊花、核桃仁一起放入锅内,加入清水,用大火烧开后,改用小火煮至粥烂后,加入蜂蜜调味则可食用。

　　【功　效】　菊花具有扩张血管作用,使血压下降;核桃仁可软化血管,防止血管破裂。适用于高血压患者,经常食用受益匪浅。

玉米鸡蛋粥

【组　成】　玉米粒 100 克,鸡蛋 1 只,食盐适量。

【制　法】　玉米粒洗净后放入锅内,加入清水,用大火烧沸,改用小火煮至玉米熟烂后,倒入打散的鸡蛋并搅匀,再煮片刻,加入食盐调味则可食用。

【功　效】　玉米含有亚油酸、卵磷脂、维生素 E,可降低胆固醇,增加血管弹性,防止血管破裂。适用于高血压患者。

香菇粥

【组　成】　大米 100 克,生香菇 50 克。

【制　法】　生香菇洗净后,撕碎。大米洗净后与香菇一起放入锅内,放入清水,用大火烧沸,改用小火煮至粥烂后食用。

【功　效】　香菇含有核酸和胆碱,对高血压和细小动脉硬化者有良好的治疗作用。常食此粥防止或延缓动脉硬化症的发生,对老年人尤为适宜。

西红柿粥

【组　成】　西红柿 100 克,大米 100 克,油菜叶 20 克。

【制　法】　西红柿洗净,切片;油菜叶洗净,切碎。大米洗净后放入锅内,加入清水,先用大火烧沸,改用小火煮至粥烂后,放入西红柿和油菜叶搅匀,再煮片刻则可食用。

【功　效】　西红柿含有钾及碱性物质,可使血管中的钠盐排出,防止血液黏稠,具有利尿、降压作用。适用于高血压、高血脂、冠心病。

香蕉粥

【组　成】　大米 100 克,香蕉 2 根。

【制　法】　大米洗净后,放入锅内,加入清水,用大火烧沸,改用小火煮至粥烂后,放入去皮、切块的香蕉,搅匀,再煮片刻即可食用。

【功　效】　香蕉具有降压作用。适合患有高血压、动脉硬化症、口渴、烦躁、便秘、干咳、痔疮、出血等病症的老年人食用。

茄子粥

【组　成】　大米 100 克,茄子 30 克,蜂蜜适量。

【制　法】　大米洗净,与洗净、切块的茄子一起放锅内,加入清水,用大火烧沸,改用小火煮至米烂成粥后,加入蜂蜜调味则可食用。

【功　效】　茄子具有清热活血,降压利尿的功效。常食此粥能有效保护心血管,防治高血压和冠心病。

洋葱粥

【组　成】　大米 100 克,洋葱 60 克,蜂蜜适量。

【制　法】　洋葱去皮,洗净,切丁。大米洗净后与洋葱丁一起放入锅内,加入清水,大火烧沸,改用小火煮米烂成粥后,加入蜂蜜调味食用。

【功　效】　降血压,降血脂,止泻止痢,防癌抗癌,提高免疫功效等作用,是高血压、高血脂、肥胖、腹泻、痢疾、癌症患者的保健佳品。

薏米芹菜粥

【组　成】　大米 100 克,薏苡仁 20 克,芹菜 50 克,蜂蜜适量。

【制　法】　芹菜洗净,切丁;薏苡仁用温水浸泡,洗净。大米洗净后与芹菜、薏苡仁一起放入锅内,加入清水,用大火烧沸,改用小火煮至米烂成粥后,加入蜂蜜调味后食用。

【功　效】　芹菜具有降血压功效。适合高血压患者食用。

绿豆粥

【组　成】　大米 100 克，绿豆 25 克，薄荷叶 10 克。

【制　法】　薄荷叶洗净，切丁。大米和绿豆分别洗净后，放入锅内加入清水，先用大火烧沸，改用小火煮至豆烂成粥，放入薄荷叶，搅匀再煮片刻即可食用。

【功　效】　降压降脂，清凉解渴。适合高血压、高血脂患者夏天食用，既降压又解渴，清爽平安度夏日。

山楂粥

【组　成】　大米 80 克，红豆 80 克，山楂 9 克，蜂蜜适量。

【制　法】　分别将大米、红豆、山楂洗净后放入锅内，加入清水，用大火烧沸，改用小火煮烂成粥后，加入蜂蜜调味后食用。

【功　效】　红豆有降低三酰甘油和胆固醇的作用，山楂则防止脂质在血管内沉积。常服此粥可利尿、减肥、降血压，用于高血压、冠心病患者的辅助治疗。

粳米粥

【组　成】　粳米 100 克，车前子 50 克，蜂蜜适量。

【制　法】　车前子洗净后，炒干，研成粉末。粳米洗净后，放入锅内，加入清水，用大火烧沸，改用小火煮至米熟后，加入车前子粉末搅匀，再煮片刻加入蜂蜜调味后食用。

【功　效】　利尿降压。适用于轻度水肿的肾型高血压患者。

豌豆粥

【组　成】　大米 100 克，豌豆 50 克。

【制　法】　豌豆洗净，浸泡，沥干。大米洗净后与豌豆一起放入锅内,加入清水,先用大火烧沸,改用小火煮至米熟烂后,加入蜂蜜调味食用。

【功　效】　豌豆含有植物凝素,具有促进血液新陈代谢作用。适用于高血压、高血脂患者。

牛蒡子粥

【组　成】　大米 100 克,牛蒡子 20 克,蜂蜜适量。

【制　法】　牛蒡子去外皮,洗净。大米洗净后放入锅内,加入清水,先用大火烧沸后,放入牛蒡子煮至烂熟后,加入蜂蜜调味饮用。

【功　效】　利尿消积,降低血压。可用于高血压患者的辅助治疗。

地龙粥

【组　成】　大米 100 克,地龙 15 克,蜂蜜适量。

【制　法】　将地龙洗净后,烤干研成粉末;大米洗净,放入锅内,加入清水,先用大火烧沸,改用小火煮至粥烂熟后,放入地龙粉末和蜂蜜调匀后食用。

【功　效】　活血祛瘀,通脉止痛。可用于头痛的辅助治疗。

二、汤类药膳

西红柿菜花汤

【组　成】　西红柿 50 克,菜花 150 克,姜片、葱白等调味品各适量。

【制　法】　菜花洗净,切块,用沸水焯后沥干;西红柿洗净后,切块。锅内放植物油烧至七成热,放入姜片、葱白和西红柿爆炒成酱,放入清水,先用大火烧沸后,放入菜花块,煮至菜花熟后加入食盐等调味品食用。

【功　效】　生津降压,常食可降压、抗癌、润肤。适用于高血压患者。

鱼片汤

【组　成】　草鱼1条,冬瓜100克,香菜、姜末、葱白等调味品各适量。

【制　法】　草鱼除去鱼鳞、鱼鳃、内脏,洗净,切片,放入沸水中焯除异味,冲洗除沫,放入碗中,加入姜末、料酒、水淀粉调匀。锅内加入植物油,烧热后放入葱白和鱼片爆炒片刻,放入洗净切丝的冬瓜,加入清水煮熟后,放入葱花和香菜调味后吃鱼肉饮汤。

【功　效】　平肝、利水、降压。适合高血压、高脂血症者食用。

红白汤

【组　成】　白萝卜300克,西红柿200克,面粉30克,番茄酱等调味品各适量。

【制　法】　白萝卜洗净,切丝;西红柿洗净,去皮,切块。锅内放入适量植物油,大火烧至三成热放面粉和番茄酱并不断搅匀后加入清水,放入白萝卜丝和西红柿块,再用小火煮至熟后,加入食盐等调味品后饮汤。

【功　效】　白萝卜具有降血压作用。适用于高血压、高血脂。

木瓜汤

【组　成】　黄豆50克,木瓜500克,猪瘦肉100克,姜末、葱花等调味品各适量。

【制　法】　猪瘦肉洗净,切丝,放入料酒和姜末;木瓜去皮洗净后,切成大块。黄豆除杂浸泡洗净后与木瓜一起放入锅内,加入清水,先用大火烧沸,改用小火煲至黄豆烂熟后,放入猪瘦肉丝再煮片刻,待肉熟后,加入香油、葱花等调味品即可饮汤吃豆、瓜、肉。

【功　效】　黄豆可预防高血压;木瓜可降血脂。常饮此汤既可防血压升高又可降血脂,具双重功效。适合肥胖的高血压患者食用。

鳕鱼鸡蛋汤

【组　成】　鳕鱼肉200克,鸡蛋2只,姜末、葱段等调味品各适量。

【制　法】　鳕鱼洗净,切片,加姜末、料酒调匀;鸡蛋打散后加入葱段调匀。锅内加入植物油,加热至八成,倒入鸡蛋煎成蛋饼并切成条状待用。锅内加入清水,放入鱼片,用大火烧沸至鱼肉熟后放入鸡蛋面再煮片刻,加入香油等调味品后吃鱼饮汤。

【功　效】　鳕鱼含有不饱和脂肪酸和镁元素,对心血管系统有很好的保护作用,适合高血压患者食用。

玉米须汤

【组　成】　玉米须30克,猪瘦肉100克,姜末等调味品各适量。

【制　法】　猪瘦肉洗净,切丁,放入姜末和料酒调匀。玉米须除杂洗净,放入锅内,加入适量清水,先用大火烧沸,改用小火煲30分钟后,捞出玉米须,放入肉丁,再煮片刻,待肉熟后加入食盐、香油等调味品后饮汤吃肉。

【功　效】　玉米须具有利尿消肿,平肝降血压之功效。适用于高血压、黄疸、肝胆疾病患者。

黄芪猪肚汤

【组　成】　猪肚1副,黄芪片20克,姜片、葱段等调味品各适量。

【制　法】　猪肚洗净后,放入沸水焯异味除沫。将黄芪洗净,与姜片、葱段一起放入猪肚内,放入砂锅,加入清水,用大火烧沸,改用小火煲90分钟至猪肚烂熟,加入食盐等调味品再煮片刻,捞出猪肚切条,煲汤加香油,饮汤吃肚。

【功　效】　黄芪具有补气、利尿、排毒、降压、消肿等功效,可用于有轻度水肿的高血压患者的辅助治疗。

天麻鱼头汤

【组　成】　胖头鱼1个,天麻12克,姜片、葱白等调味品各适量。

【制　法】　将胖头鱼除鳃,洗净,切成两半,放入沸水内焯异味并除沫;锅中放入适量植物油烧热,放入姜片、葱白和胖头鱼爆炒后,加入清水,放入洗净的天麻,用大火烧沸,改用小火煲至烂熟后,加香油等调味品后饮汤吃鱼。

【功　效】　天麻具有祛风通络,定惊降压功效。对头晕目眩、神经衰弱的高血压患者有良效。

木耳羊肉汤

【组　成】　羊肉300克,水发木耳50克,桂圆6枚,姜片等调味品各适量。

【制　法】　羊肉洗净,切块,放入沸水内焯除异味,冲沫,沥干;水发木耳洗净,撕碎。桂圆去壳、洗净后与羊肉和木耳一起放锅内,加入清水,放入姜片和料酒,先用大火烧沸,改用小火煲至羊肉熟烂,加入食盐等调味品后饮汤吃肉。

【功　效】　桂圆活血安神;水发木耳降脂通脉。适于高血压和动脉硬化症患者食用。

鳝鱼粉丝汤

【组　成】　鳝鱼 250 克,绿豆粉丝 150 克,姜末、料酒等调味品各适量。

【制　法】　鳝鱼洗净,除内脏,切丝后用沸水焯异味,冲沫,沥干后加入姜末、料酒调匀。绿豆粉丝洗净后和鳝鱼一起放入锅内加入清水,用大火烧沸,改用小火煲至粉烂鱼熟,加入香油等调味品之后则可饮汤吃鱼、粉丝。

【功　效】　鳝鱼祛风通络;绿豆粉丝清凉利水,促进血脉畅通,可用于高血压患者的辅助治疗。

海参牛肉汤

【组　成】　水发海参 80 克,牛肉 100 克,红花 15 克,姜末、葱花等调味品各适量。

【制　法】　水发海参洗净,切成薄片后,放入沸水锅内氽透,捞出沥干。牛肉洗净,切成薄片,放入姜末、葱花和洗净的红花,加入料酒调匀,与海参混合均匀后,放入锅内,加入清水,用大火烧沸,改用小火煲至烂熟,加入食盐和香油后,饮汤吃肉。

【功　效】　活血化瘀,通脉止痛。可用于头痛、高血压患者的辅助治疗。

三、菜类药膳

香菇炒竹笋

【组　成】　香菇 50 克,鲜竹笋 200 克,韭菜 100 克,水淀粉、姜丝等调味品各适量。

【制　法】　香菇泡发、洗净后撕碎;韭菜洗净后,切段;鲜竹笋去皮，洗净，切片。锅内放植物油，烧热后放入韭菜和姜丝爆炒，再放入香菇和竹笋翻炒至烂熟，加入食盐和水淀粉勾芡调味后食用。

【功　　效】　香菇降压；竹笋益气、利水、消渴，可用于口渴型高血压患者的辅助治疗。

油菜煮豆腐

【组　　成】　油菜 250 克，豆腐 2 块，鸡精等调味品各适量。

【制　　法】　锅内放入适量植物油，烧热后放入洗净、沥干的豆腐块不断翻煎后取出。锅内再次放入适量植物油，烧热后放入油菜翻炒后，放入煎好的豆腐，一起煮至菜熟，放入食盐和鸡精调味后食用。

【功　　效】　油菜活血化瘀；豆腐益气宽胸，生津润燥，经常食之，有助于血压下降。

芦笋炒瘦肉

【组　　成】　芦笋 250 克，猪瘦肉 100 克，姜末等调味品各适量。

【制　　法】　猪瘦肉洗净，切片，加入姜末和料酒调匀；芦笋去杂，洗净，切成薄片，放入沸水中焯。锅内放入植物油加热，放入肉片和芦笋，不断翻炒至烂熟，加入鸡精调味后食用。

【功　　效】　芦笋具有降血压、降血脂、抗癌等作用，常食此菜则降压又降脂，对心脑血管疾病患者大有好处。

鸡蛋香菇羹

【组　　成】　鸡蛋 2 只，香菇 10 克，香油等调味品各适量。

【制　　法】　香菇水发后，洗净，切丝。将鸡蛋打入碗中，加食盐和料酒打散，加入香菇丝并搅匀，上蒸笼蒸至蛋熟后，加香油食用。

【功　效】　鸡蛋中含有卵磷脂,可软化血管;香菇可降压,经常食之可防止动脉硬化和降低血压。

海带炒芹菜

【组　成】　水发海带100克,芹菜50克,猪瘦肉100克,生姜片、葱白等调味品各适量。

【制　法】　海带切丝;芹菜洗净,切段;猪瘦肉洗净,切成薄片。锅内加入植物油,加热后放入姜片和葱白翻炒后加入海带丝、芹菜和肉片爆炒,加入食盐、料酒调味后食用。

【功　效】　海带和芹菜均有降压作用,经常食之有助于降血压。

茄子烩羊肉

【组　成】　茄子250克,羊肉200克,生姜等调味品各适量。

【制　法】　茄子洗净,切块。羊肉洗净,切块,用沸水焯除异味,除沫后与茄子、姜末、料酒混匀放入锅内,加入适量清水,先用大火烧沸,改用小火煲至肉烂熟后,加入食盐等调味品食用。

【功　效】　茄子含有丰富的维生素P,能很好地保护心脑血管,可用于防治高血压、冠心病和动脉硬化症。

第十一章 降血脂药膳

　　血脂是指血浆中脂类物质,包括三酰甘油、磷脂、胆固醇、胆固醇酯和非酯化的脂肪酸等。血脂通过血液输送到全身各组织中,起重要的生化代谢作用,是人体健康的必需物质。血脂过低会使机体免疫力下降,过高则会引发动脉硬化之类的多种疾病。因此,血脂应保持在正常水平内,人体才会健康平安。由于三酰甘油和胆固醇与动脉硬化有着密切的关系,必须重视三酰甘油和胆固醇的监测,一旦超标则应尽快降下来,防止动脉硬化症的发生,尤其是中老年人和肥胖者,更应定期检查三酰甘油和胆固醇,在医师指导下,进行积极的防治,而降血脂药膳是防止动脉硬化症发生的有效方法之一。常用的降血脂食材有大蒜、木耳、竹笋、豆类制品、膳食纤维等食物。

一、粥类药膳

木耳枸杞粥

　　【组　成】　黑木耳 10 克,枸杞子 15 克,大米 100 克,蜂蜜适量。

　　【制　法】　黑木耳用温水浸泡后洗净,切丁;枸杞子洗净。大米洗净后与木耳、枸杞子一起放入锅内,加入清水,用大火烧沸,改用小火煮至成粥后,加入蜂蜜调味食用。

【功 效】 木耳和枸杞子均具降低血脂功效。适用于动脉硬化症和血栓性疾病患者。

决明子粥

【组 成】 大米 100 克,决明子 20 克,蜂蜜适量。

【制 法】 决明子除杂,洗净,炒干后研成粉末。大米洗净后放入锅内,加入清水,先用大火烧沸,改用小火煮至粥烂后,放入决明子粉末搅匀后再煮片刻,加入蜂蜜调味食用。

【功 效】 决明子具有很好的降血脂和抗血小板聚集作用。适合高血脂和高血压患者食用。

海带粥

【组 成】 大米 100 克,水发海带 100 克,绿豆 30 克,食盐适量。

【制 法】 海带洗净,切丝;绿豆洗净,浸泡,沥干。大米洗净后与海带丝、绿豆一起放入锅内,加入清水,用大火烧沸,改用小火煮至烂熟后加入食盐调味食用。

【功 效】 海带有降低胆固醇和排钠双重功效,绿豆含膳食纤维,有良好的降血脂作用。常食此粥,可防止动脉硬化症的发生和血压上升。

猕猴桃粥

【组 成】 猕猴桃 100 克,大米 100 克,蜂蜜适量。

【制 法】 猕猴桃去皮,洗净,切块。大米洗净后放入锅内,加入清水,先用大火烧沸,改用小火煮米烂熟后,放入猕猴桃再煮片刻,加入蜂蜜调味食用。

【功 效】 猕猴桃含丰富的维生素 C,既可防止血管硬化,又可降血脂,是高血脂患者的保健佳品。

大蒜粥

【组　成】　紫皮大蒜 40 克,大米 100 克,银耳 20 克,蜂蜜适量。

【制　法】　大蒜去皮,洗净,切丁;银耳洗净,泡软,撕碎。大米洗净后与蒜丁、银耳一起放入锅内,放入清水,先用大火烧沸,改用小火煮熟后,加入蜂蜜调味食用。

【功　效】　大蒜和银耳均是降脂佳品,经常食用可软化血管。适合心脑血管疾病患者食用,也可用于三叉神经痛的患者。

荞麦粥

【组　成】　荞麦 50 克,大米 30 克,水发香菇 50 克,食盐适量。

【制　法】　水发香菇洗净,切丝。荞麦和大米分别洗净后,放入锅内加入清水,先用大米烧沸,改用小火煮成粥后,加入香菇丝并搅匀,再煮片刻,加入食盐调味食用。

【功　效】　荞麦具有降血脂作用,香菇具有降血压作用。适合动脉硬化症和高血压患者食用。

薄荷叶粥

【组　成】　大米 100 克,绿豆 50 克,薄荷叶 10 克,蜂蜜适量。

【制　法】　绿豆洗净,浸泡,沥干;薄荷叶洗净,切丝。大米洗净后与绿豆一起放入锅内,加入清水,用大火烧沸,改用小火煮烂熟后,放入薄荷叶丝搅匀再煮片刻,加入蜂蜜食用。

【功　效】　绿豆含有大量纤维素,具有良好的降脂作用,而薄荷清凉润喉,消暑解渴,二者均为动脉硬化症患者极其适合的保健佳品。

菟丝子粥

【组　成】　大米 100 克,菟丝子 30 克,蜂蜜适量。

【制　法】　菟丝子洗净,沥干并研成细粉末。大米洗净,放入锅内加入清水,用大火烧沸,改用小火煮成烂粥后放入菟丝子粉末,再煮片刻,加入蜂蜜调味食用。

【功　效】　菟丝子具有补肾益精,养肝明目功效。适合动脉硬化症引发的头晕目眩、视物模糊者食用。

毛豆粥

【组　成】　大米 100 克,毛豆 100 克。

【制　法】　选用新鲜毛豆洗净后放入锅中,加入清水和食盐,用大火烧沸,改用小火煮熟后,去豆壳取新鲜黄豆。大米洗净后放入锅内,加入清水,先用大火烧沸,改用小火煮成烂粥后,放入煮好的新鲜黄豆,再煮片刻食用。

【功　效】　毛豆含有膳食纤维、亚油酸和亚麻酸,可有效清除血管壁上沉积的脂肪,能有效降低胆固醇,是防止动脉硬化症的保健佳品。常食此粥能有效防止动脉硬化的发生。

山楂南瓜粥

【组　成】　大米 100 克,山楂 10 克,南瓜 80 克,蜂蜜适量。

【制　法】　山楂去核,洗净;南瓜洗净,切块。大米洗净,与山楂、南瓜一起放入锅内,加入清水,用大火烧沸,改用小火煮成烂粥后,加入蜂蜜调味食用。

【功　效】　山楂具有降血脂作用,南瓜具有降血糖作用,两者联用适合高血脂的糖尿病患者食用。

小米首乌粥

【组　成】　小米 200 克,何首乌 20 克,蜂蜜适量。

【制　法】　何首乌洗净,切丁。小米洗净后与何首乌一起放入锅内,加入清水,用大火烧沸,改用小火煮烂成粥,加入蜂蜜调味食用。

【功　效】　何首乌具有降血脂和抗动脉硬化症的双重作用,是防止动脉硬化症的保健佳品,经常食之,可有效缓解动脉硬化。

泽泻粥

【组　成】　大米 100 克,泽泻 15 克,蜂蜜适量。

【制　法】　泽泻洗净,研成末。大米洗净后与泽泻末一起放入锅内,加入清水,用大火烧沸,改用小火煮熟后,加入蜂蜜调味食用。

【功　效】　泽泻具降血脂和抗动脉硬化的双重功效,是防止动脉硬化症的佳品,尤其适合肥胖者食用。

糯米桑葚粥

【组　成】　糯米 100 克,金橘 30 克,桑葚 15 克,蜂蜜适量。

【制　法】　金橘洗净,切半;新鲜桑葚洗净。糯米洗净后与金橘放入锅内,放入清水,用大火烧沸,改用小火煮烂成粥后放入桑葚并搅匀,再煮片刻,加入蜂蜜调味食用。

【功　效】　金橘和桑葚均含有丰富的维生素 C,具有软化血管作用,能有效预防动脉硬化症,尤其适合中老年的肥胖者用,既降脂又减肥。

红花粥

【组　成】　大米 100 克,牛肉 50 克,红花 5 克。

【制　法】　牛肉洗净,切丁。大米洗净后与牛肉丁一起放入锅内,放入清水,用大火烧沸,改用小火煮至粥烂后,加入红花再煮片刻,加入食盐调匀即可食用。

【功　效】　红花活血化瘀,通脉止痛。适于脑中风后口眼歪斜,四肢麻木,肢体乏力,面色萎黄者食用。

九香虫粥

【组　成】　大米 100 克,九香虫 5 克,蜂蜜适量。

【制　法】　大米洗净后入锅,加入清水,用大火烧沸,改用小火煲至烂熟后,加入研成粉末的九香虫,再煮片刻,加蜂蜜调味后食用。

【功　效】　九香虫破瘀通脉。适合脑中风后腰膝酸软,体弱无力,四肢怕冷的患者食用。

三 七 粥

【组　成】　大米 100 克,三七 10 克,蜂蜜适量。

【制　法】　三七烤干后研成粉末。大米洗净后放入锅内,用大火烧沸,改用小火煮熟成粥,放入三七粉搅匀后再煮片刻,加入蜂蜜调味食用。

【功　效】　三七具有良好的抑制血小板聚集作用,阻止血栓形成。适用于脑梗死的辅助治疗。

二、汤类药膳

菠菜木耳汤

【组　成】　菠菜 50 克,水发木耳 10 克,鸡蛋 1 只,柏子仁 15 克,生姜等调味品各适量。

【制　法】　菠菜洗净，切段，略焯；水发木耳洗净，撕碎。锅内放入少量植物油，烧热后加入姜末、葱、木耳及洗净的柏子仁，爆炒后放入清水，大火烧沸后，加菠菜和打散的鸡蛋再煮片刻，加入食盐、鸡精等调味品后食用。

【功　效】　木耳具有降血脂作用，柏子仁含有不饱和脂肪酸，具有软化血管作用。适用于肥胖症及动脉硬化症患者。

双 白 汤

【组　成】　白萝卜 100 克，白菜 50 克，猪瘦肉 50 克，葱白等调味品各适量。

【制　法】　白萝卜洗净，切丝；瘦肉洗净，切片，加料酒调匀。锅内放入少量植物油，加热后放入姜末、葱白和洗净的白菜、猪肉片爆炒后，加入清水，用大火烧沸，加萝卜丝再煮片刻，放香油、鸡精调味后食用。

【功　效】　白萝卜具有降血脂和软化血管作用；白菜富含膳食纤维，具有良好减肥作用。常饮此汤，既降脂又减肥，是良好的保健佳品。

紫菜豆腐汤

【组　成】　豆腐 150 克，胡萝卜 30 克，青柿子椒 30 克，紫菜 20 克，葱白等调味品各适量。

【制　法】　胡萝卜洗净后切丝；青柿子椒洗净，去子，切丝。锅内放入植物油加热后，放入洗净的葱白、胡萝卜丝、柿椒丝爆炒熟，加入适量清水，用大火烧沸后，放入洗净的豆腐片和紫菜再煮片刻，加入食盐、香油调味后食用。

【功　效】　豆腐含有亚油酸，青椒含有维生素 C，和胡萝卜均有软化血管作用，可预防心脑血管疾病，适合中老年肥胖者食用。

海带排骨汤

【组　成】　海带 300 克,排骨 150 克,姜片等调味品各适量。

【制　法】　海带浸泡,洗净,切段。排骨洗净、切块,热水焯后沥干,与海带一起放锅内,放入姜片和料酒,加入清水,先用大火烧,改用小火煲至烂熟后,放入食盐调味食用。

【功　效】　海带含有丰富的褐藻酸,有良好的降血脂作用。适合肥胖的动脉硬化症者食用。

山楂瘦肉汤

【组　成】　山楂 20 克,猪瘦肉 200 克,鸡蛋 1 只,生姜片、葱白等调味品各适量。

【制　法】　猪瘦肉洗净,切丁后放入蛋清和料酒,调匀;山楂去核,洗净。锅内放入少量植物油,加热后放入生姜片和葱白爆香,加入清水烧沸,放入山楂和肉丁,改用小火煲 1 小时,放入食盐调味后食用。

【功　效】　山楂具有良好的降血脂作用。适用于心脑血管疾病患者。

杏仁紫菜汤

【组　成】　紫菜 30 克,杏仁 10 克。

【制　法】　杏仁洗净,去皮,与洗净的紫菜一起放入锅内,加入清水,用大火烧沸,改用小火煮 20 分钟,放入蜂蜜调味后食用。

【功　效】　杏仁含有大量的亚硝酸和亚麻酸,能抑制血液中的胆固醇、低密度脂蛋白胆固醇和极易引发动脉硬化症的脂类物质,也能溶解沉积在血管壁上的胆固醇,是降低血脂的保健佳品,适合心肌梗死、脑梗死及肥胖者食用。

海参木耳汤

【组　成】　水发海参 1 条，水发木耳 50 克，淀粉、食盐等调味品各适量。

【制　法】　海参洗净，切片，与洗净、撕碎的木耳一起放入锅内，加入适量清水，用大火烧沸后改用小火煮熟后，加水淀粉和食盐等调味则可食用。

【功　效】　海参和木耳均有良好的降血脂功效。适合心脑血管疾病和高血脂患者食用。

海藻枸杞汤

【组　成】　海藻 20 克，枸杞子 15 克，猪瘦肉 100 克，生姜等调味品各适量。

【制　法】　海藻洗净后，用温水浸泡 30 分钟，沥干；枸杞子洗净，沥干。猪瘦肉洗净后切丁，加入姜末和料酒调匀，与海藻、枸杞子一同放入锅内，加入清水适量，用大火烧沸，改用小火煮至肉熟后，放入食盐和香油调味后食用。

【功　效】　海藻含丰富的褐藻酸，具有很好的降血脂作用；枸杞子消脂又软化血管，两者合用是降脂、软化血管的保健佳品，适合心脑血管疾病患者食用。

首乌灵芝汤

【组　成】　何首乌 15 克，丹参 20 克，灵芝 12 克，牛肉 150 克，蛋清、姜片、葱白等调味品各适量。

【制　法】　将何首乌、丹参、灵芝除杂，洗净，放入砂锅内，加入清水，煎煮 2 次，每次 30 分钟取药液留用；牛肉洗净后，切成薄片，放入蛋清和料酒调匀。锅内放入少量植物油，烧热后爆炒姜片和葱白，加入药液，烧沸时放入牛肉，煮熟后放入食盐和鸡精调味则可食用。

【功　效】　本汤能减少肠道对胆固醇的吸收,降低低密度脂蛋白胆固醇,升高高密度脂蛋白胆固醇,扩张冠状动脉,增加心脑血管血流量,改善血液循环。适合脑梗死、心肌梗死患者食用。

三、菜类药膳

青椒炒蛋白

【组　成】　山楂 30 克,鸡蛋 4 个,西红柿 250 克,青柿子椒,姜片、葱花等调味品各适量。

【制　法】　将山楂煎煮 2 次,每次 30 分钟,合并 2 次药液缩至 30 毫升留用;鸡蛋煮熟后去壳,除蛋黄,留蛋白;西红柿洗净,切块;柿子椒去蒂,洗净,切丝。锅内放入植物油,加热后依次放入姜片、葱花、蛋白、西红柿、柿子椒爆炒后,加入留用的山楂药液,煮熟后加入食盐,鸡精调味食用。

【功　效】　山楂可降血脂,西红柿和柿子椒含有丰富的维生素 C,可软化血管,选用蛋白除蛋黄,既补充了蛋白质,又清除蛋黄的胆固醇,是绝妙之举,为高血脂、动脉硬化症者的保健佳品。

木瓜炒豆芽

【组　成】　木瓜 500 克,黄豆芽 50 克,猪瘦肉 100 克,黑木耳 20 克,姜末、葱花等调味品各适量。

【制　法】　黑木耳温水泡后洗净,撕碎;木瓜去皮,洗净,切片;黄豆芽洗净;猪瘦肉洗净,切丝后加姜末和料酒调匀。锅内放入适量植物油,加热后依次放入葱花和木耳、木瓜、豆芽、肉丝快速爆炒至熟后,加入食盐、鸡精调味,出锅食用。

【功　效】　木瓜、木耳均为降血脂的保健佳品,黄豆芽含有不饱和脂肪酸和膳食纤维,既降血脂又减肥。常食此菜可辅助治疗动脉硬化症。

茄子烩核桃

【组　成】　茄子3个,核桃仁50克,姜片、葱花等调味品各适量。

【制　法】　茄子洗净,切块;核桃仁用温水浸泡30分钟,洗净,沥干。锅内加入植物油,加热后放入姜片、葱花和茄块、核桃仁爆炒后放入料酒和清水,改用小火煮烂熟后,加入食盐、鸡精等调味后食用。

【功　效】　核桃仁含有不饱和脂肪酸,茄子含有维生素P,能有效保护脑血管。适合高血脂及动脉硬化症患者食用。

洋葱炒菠菜

【组　成】　洋葱300克,菠菜150克,银耳50克,鸡精等调味品各适量。

【制　法】　洋葱去皮,洗净,切块;菠菜洗净,切段;银耳用温水浸泡后撕碎。锅内放入适量植物油,加热后放入洋葱、菠菜、银耳爆炒至熟,加入食盐和鸡精调味食用。

【功　效】　洋葱降脂又降压,配用银耳和菠菜可增强降脂效果。适合高血脂、高血压患者食用。

黄瓜拌豆干

【组　成】　黄瓜2条,豆干200克,胡萝卜1根,紫皮大蒜、香菜、香油等调味品各适量。

【制　法】　黄瓜洗净,切丝,放入食盐脱水;大蒜去皮,洗净,切末;香菜去根,洗净,切段。胡萝卜洗净,切丝,与洗净、切丝的豆干一起放入沸水焯后,捞出沥干,与黄瓜、蒜末、香菜放在一起,加入鸡精、香油和食盐拌匀后食用。

【功　效】　黄瓜、紫皮大蒜、豆干均为降血脂佳品，经常食用既降血脂又减肥，能有效降低胆固醇，预防动脉硬化症。

补充：建议高血脂的肥胖者应用地中海膳食为主，有利于降低血脂，降低低密度脂蛋白胆固醇，升高高密度脂蛋白胆固醇，可明显减少心脑血管疾病发生，还可预防老年性痴呆、糖尿病和肿瘤的发生。地中海饮食模式为：以橄榄油为主，常食动物蛋白及海鲜鱼类，少吃猪、牛肉；多吃水果和蔬菜，只饮红葡萄酒，是公认的健康饮食模式。常吃生水果，只吃蒸、煮食品，不吃炸、烤、熏制品，饮酒适量，持之以恒，则可降脂、降压、降糖又减肥，健康长寿度一生。

第十二章 降血糖药膳

血糖是指血液中糖类物质，绝大部分属于葡萄糖，人体各组织活动所需的热能都是来自葡萄糖。人体早晨空腹的血糖浓度80～120毫摩/升之间属正常值。若早晨空腹血糖浓度超过130毫摩/升时，称为高血糖；而早晨空腹血糖浓度超过160毫摩/升时，会有部分葡萄糖从尿中排出，称之为糖尿，若不及时治疗会引发心血管等多种疾病，所以最好能争取早日治疗，早日康复。如果早晨空腹血糖浓度为70毫摩/升时，则会出现饥饿感、头晕、出冷汗、心悸等症状；而低于45毫摩/升时，则会发生低血糖性昏迷。由此可见，血糖高了不行，低了也不行，必须保持在正常值范围之内，方可确保身体健康。

糖尿病患者饮食治疗极为重要，它是一切其他治疗的基础。轻型糖尿病患者只要饮食调理得法，病情会很快得到控制，反之则会令病情加重。所以，饮食疗法成为治疗糖尿病的关键，现将糖尿病患者的饮食原则说明如下：

其一，热量供给。应根据病情和体力劳动程度，在医师指导下选择最佳热量供给。一般肥胖型糖尿病每日每千克体重应控制在25千卡以下；一般体重者则应控制在25～30千卡；严重消瘦型病人则应在30千卡以上。轻体力劳动者应在30～35千卡；中等体力劳动者应在35～45千卡；重体力劳动者应在40千卡以上。

其二，主食应严格控制。一般体力劳动者每日主食200～250

克;轻体力劳动者每日 300～360 克;中等体力劳动者每日 360～400 克;重体力劳动者每日 400 克以上,其主食以含糖类较少、纤维素较多的粮食为主,如大米、小米、玉米、高粱、荞麦等。

其三,严禁食糖。如红糖、白糖、果糖、含糖类糕点、蜜饯、甜食均不可食之,否则会引起严重代谢紊乱而使病情加重。

其四,蛋白质供给应充足。因为糖尿病患者代谢紊乱之后,蛋白质分解过快,丢失也就过多,容易出现负氮平衡,必须及时补充丢失的蛋白质,以含蛋白质为主的奶类制品,豆类制品、鱼、蛋、瘦肉为妥,一般病人每日每千克体重应补充 1～1.5 克。

其五,糖尿病患者应以植物油为主,因为糖尿病代谢紊乱,肥胖者居多,所以提倡糖尿病患者饮食以橄榄油、茶油、菜油等植物油为主。一般糖尿病患者每日总量为 50～60 克,肥胖型糖尿病则应低于此范围,以防酸中毒。为预防动脉硬化症,糖尿病患者不可食用动物油,以及含胆固醇高的食物,如蛋黄、鱼子、脑髓及动物内脏。

其六,糖尿病患者应注意补充维生素 B_1,以防神经系统疾病的发生,经常吃粗粮和豆类、蔬菜则可供给充足的维生素 B_1。

一、粥类药膳

南瓜燕麦粥

【组　成】　大米 50 克,燕麦片 50 克,南瓜 350 克。

【制　法】　南瓜去皮,去瓤,洗净,切块。大米洗净后放入锅中,加入清水,用大火烧沸,改用小火煲 30 分钟后,放入南瓜煮熟,加入燕麦片搅匀,再煮片刻即可食用。

【功　效】　南瓜是公认的降血糖食材,燕麦片含有维生素 B_1,两者合用有助于治疗糖尿病。

玉米山药粥

【组　成】　玉米粒 150 克,生山药 250 克。

【制　法】　生山药去皮,洗净,切片。玉米粒除杂,洗净,放入锅内,加入清水用大火烧沸,改用小火煮至烂熟后,加入山药片,再煮片刻即可食用。

【功　效】　山药健脾益气,玉米粒具有降血糖作用,两者合用对糖尿病患者有辅助治疗作用。

西瓜粥

【组　成】　大米 100 克,西瓜翠衣 350 克,枸杞子 12 克。

【制　法】　西瓜翠衣洗净,切块。大米和枸杞子分别洗净后与西瓜翠衣一起放入锅中,加入清水,用大火烧沸,改用小火煲至烂熟后食用。

【功　效】　西瓜翠衣和枸杞子具有降血糖作用,适合糖尿病患者经常食用。

黄精粥

【组　成】　大米 100 克,绿豆 30 克,黄精 15 克。

【制　法】　将大米、绿豆分别洗净后一起放入锅中,加入清水及用纱布包扎好的黄精,先用大火烧沸,改用小火煮至米、豆烂熟后,取出黄精包食粥。

【功　效】　黄精和绿豆均有降血糖作用,适合糖尿病患者食用。

扁豆粥

【组　成】　小米 100 克,白扁豆 30 克。

【制　法】　白扁豆砸碎,去衣,浸泡。小米洗净后与白扁豆一起放入锅中,加入清水,用大火烧沸,改用小火煮烂熟后食用。

【功　效】　小米和白扁豆均含有B族维生素和膳食纤维,有利于糖尿病患者的康复,经常食用有助于治疗。

薏米红豆粥

【组　成】　大米100克,薏苡仁30克,红豆30克。

【制　法】　将大米、薏苡仁、红豆分别洗净后,放入锅内,加入清水,先用大火烧沸,改用小火煮至烂熟后食用。

【功　效】　薏苡仁健脾又降血糖,红豆含有蛋白质和膳食纤维。两者均为降血糖保健佳品,经常食用有助于糖尿病患者康复。

荞麦香菇粥

【组　成】　荞麦60克,大米100克,水发香菇30克。

【制　法】　分别将荞麦、大米洗净后,放入锅中,加入清水用大火烧沸,改用小火煮至烂熟后,放入洗净、切丝的香菇,再煮片刻即可食用。

【功　效】　降血糖作用。经常食用有利于健脾开胃,安神益智,使糖尿病患者精神焕发,早日康复。

冬瓜莲子粥

【组　成】　大米100克,冬瓜250克,莲子30克。

【制　法】　冬瓜去瓤洗净,连皮切成块;莲子去心,洗净。大米洗净后与冬瓜、莲子一起放入锅内,加入清水,用大火烧沸,改用小火煮烂熟后食用。

【功　效】　冬瓜清热祛湿,解渴除烦,有利于糖尿病患者消渴。常食本粥可辅助药疗降血糖而提高治疗效果。

地瓜粥

【组　成】　大米 100 克,地瓜 150 克。

【制　法】　地瓜洗净后,带皮切块。大米洗净后与地瓜块一起放入锅内,加入清水,先用大火烧沸,改用小火煮烂熟后食用。

【功　效】　地瓜含有丰富的膳食纤维,进入肠道能吸收大量的水分而形成凝胶状,增加食物的黏性,延缓食物中葡萄糖的吸收,能有效防止餐后血糖急剧升高,又能有效降低胆固醇和减肥,均有利于糖尿病患者的综合治疗。

天花粉粥

【组　成】　大米 100 克,天花粉 30 克。

【制　法】　将天花粉洗净,切碎,水煎煮 2 次,去渣,合并 2 次药液。大米洗净后放入锅内,加入药液和清水,用大火烧沸,改用小火煮烂熟后食用。

【功　效】　天花粉为瓜蒌根,具有清热解毒、生津止渴的功效,是辅助治疗糖尿病患者口渴症的保健佳品。

葛根粥

【组　成】　粳米 100 克,葛根 20 克。

【制　法】　将葛根研成细粉,与洗净的粳米共煮成粥后食用。

【功　效】　葛根具有生津止渴功效,适合糖尿病患者消渴食用。

百合粳米粥

【组　成】　粳米 100 克,百合 30 克,红枣 6 枚。

【制　法】　将干百合用温水泡软,洗净后与洗净的粳米、红枣(去核)一起放入锅内,加入清水,用大火烧沸,改用小火煮烂熟后食用。

【功　效】　百合具有清热润肺,生津止渴功效;粳米养胃;红枣补血健脾。三者合用则健脾、养胃、生津、止渴又补血,有利于糖尿病患者的康复。

大蒜山药粥

【组　成】　粳米100克,紫皮大蒜20克,生山药100克。

【制　法】　大蒜去皮洗净,切末。将粳米洗净后与洗净的山药一起放入锅内,加入清水,用大火烧沸后,改用小火煮烂熟,放入大蒜末并搅匀,再煮片刻则可食用。

【功　效】　紫皮大蒜具有降血糖、降血压、降血脂多种功效,尤其适合肥胖型糖尿病患者食用。

乌梅粥

【组　成】　粳米100克,乌梅20克。

【制　法】　将乌梅煎煮去渣,取药液,与洗净的粳米一起放入锅内,补充适量清水,熬熟成粥后食用。

【功　效】　乌梅具有涩肠止渴之功效,适合糖尿病患者消除口渴症和久泻难愈等症状。

沙参粥

【组　成】　北沙参10克,大米100克。

【制　法】　北沙参洗净、泡软后切段,与洗净的大米一起放入锅内,加入清水,用大火烧沸,改用小火煮烂熟后食用。

【功　效】　北沙参滋阴健脾,生津止渴。适合消除糖尿病患者口渴症。

玄参粥

【组　成】　大米 100 克，玄参 15 克，莲子 20 克。

【制　法】　将玄参煎煮 2 次，去渣，合并 2 次药液；莲子洗净，泡软，去心。大米洗净后与莲子和药液一起放入锅内，补充部分清水，用大火烧沸，改用小火煮烂熟后食用。

【功　效】　莲子具有补脾止泻功效，玄参具有降血糖功效。两者食用，既可降血糖又可补脾，有助于治疗糖尿病患者诸症。

麦芽粥

【组　成】　大米 100 克，麦芽 15 克。

【制　法】　将大米和麦芽分别洗净后，一起放入锅内，加入清水，先用大火烧沸，改用小火煮烂熟后食用。

【功　效】　麦芽有明显降糖作用，且比较持久，尤其适合轻型糖尿病患者饮用，初患糖尿病的患者饮用之后往往会收到满意的疗效。

鲜藕粥

【组　成】　粳米 50 克，小米 50 克，鲜藕 50 克。

【制　法】　将鲜藕洗净，切丁后与分别洗净的粳米和小米一起放入锅内，先用大火烧沸，改用小火煮至烂熟则可食用。

【功　效】　清热除烦，生津止渴，很适合糖尿病口渴症者食用。常饮此粥，既可解渴又可除烦，十分有利于糖尿病患者早日康复。

二、汤类药膳

苦瓜荠菜汤

【组　成】　苦瓜 300 克,荠菜 100 克,姜末、葱白等调味品各适量。

【制　法】　苦瓜去瓤,洗净,切丁,焯水;荠菜去根、洗净、切末。锅内放入适量植物油,烧热后放入姜末、葱白爆香后,加入适量清水,放入苦瓜丁和荠菜末,用大火烧沸后,改用小火煲 20 分钟,加入食盐、鸡精、柠檬汁搅匀后饮用。

【功　效】　苦瓜具有降血糖作用,荠菜常吃可提高机体的免疫功能。两者合用既降血糖,又对提高糖尿病患者的免疫力极为有利。

山药猪骨汤

【组　成】　鲜嫩玉米 2 根,鲜山药 30 克,猪脊骨 500 克,姜片等调味品各适量。

【制　法】　鲜玉米洗净,切段;鲜山药去皮,洗净,切块。猪脊骨洗净,切段,焯水后与玉米、山药一起放入锅内,加入料酒、姜片和清水适量,用大火烧沸,改用小火煲烂熟后,加入食盐和鸡精调味,吃肉喝汤。

【功　效】　玉米有降血糖作用;山药有健脾益气之功效;猪脊骨营养丰富,瘦肉多,含有 B 族维生素。三者合用既降血糖,又补脾,补充 B 族维生素,十分有助于糖尿病患者的康复。

玉竹瘦肉汤

【组　成】　玉竹 12 克,黄瓜 1 根,猪瘦肉 200 克,鸡蛋 1 只,食盐等调味品各适量。

【制　法】　玉竹洗净,切片;黄瓜去瓤,洗净,切片;猪瘦肉洗净,切丁后放入打散的鸡蛋清调匀。锅内加入清水,将玉竹、黄瓜和猪瘦肉一起放入,用大火烧沸,改用小火煲 30 分钟后,加入食盐、味精、葱花、香油调味后吃肉喝汤。

【功　效】　玉竹具有降血糖作用,黄瓜生津止渴,猪瘦肉富含维生素 B_1,鸡蛋含有蛋白质。四者合用既降血糖又止渴,还可补充蛋白质和维生素 B_1,极有利于糖尿病患者补充各种营养元素。

覆盆子鸡肉汤

【组　成】　鸡肉 500 克,覆盆子 20 克,姜片等调味品各适量。

【制　法】　鸡肉洗净,切块,焯水后除沫。覆盆子洗净后,用消毒纱布包扎好,与鸡肉一起放入砂锅内,加入料酒、姜片和清水,用大火烧沸,改用小火煲至烂熟后,加入食盐调味即可饮汤吃肉。

【功　效】　鸡肉含有维生素 B_1 等营养成分;覆盆子具有缩尿功效。两者合用,既可为糖尿病患者补充多种营养元素,又可减少排尿次数。

甲鱼汤

【组　成】　甲鱼 1 只,玉米须 30 克,姜片等调味品各适量。

【制　法】　玉米须除杂,洗净。甲鱼宰杀,除其内脏后,将玉米须塞入腹腔内,将整只甲鱼放入砂锅中,放入姜片和料酒,加盖后,用大火烧沸,改用小火煲至甲鱼烂熟,放入食盐调味后,饮汤吃肉。

【功　效】　甲鱼滋阴润肤,养颜清热;玉米须有降血糖功效。两者合用既可降血糖,润泽肌肤,又可预防皮肤破裂感染。

鳝鱼煲

【组　成】　鳝鱼 200 克,牛肉 150 克,板栗 200 克,柿子椒 3 个,姜片、葱白等调味品各适量。

【制　法】　牛肉洗净,切片、焯水;板栗去壳除膜后,洗净;柿子椒去蒂,洗净,切丝;将鳝鱼除内脏,洗净,切段,焯水。锅内加入适量植物油,加热后加入姜片和葱白爆香,加入鳝鱼和牛肉翻炒并加料酒入味后,加板栗及清水,用大火烧沸,改用小火煲至肉熟后,加入柿椒丝和食盐并搅匀,再煮片刻则可食用。

【功　效】　鳝鱼为高蛋白、低胆固醇的食品,是糖尿病患者的食用佳品;牛肉、板栗均含有丰富的维生素 B_1。三者合用,具有很好的降血糖功效,适合糖尿病患者食用。

黄豆排骨汤

【组　成】　排骨 250 克,苦瓜 1 根,黄豆 100 克,姜片、料酒等调味品各适量。

【制　法】　黄豆浸泡过夜,洗净;苦瓜去瓤,洗净,切片。排骨洗净,切段、焯水后与黄豆一起放入砂锅内,加入料酒、清水和姜片,用大火烧沸,改用小火煲至烂熟后,放入苦瓜片和食盐搅匀,再煮片刻,饮汤吃肉。

【功　效】　苦瓜为降血糖佳品,配以黄豆和排骨,既补蛋白质,又补维生素,是糖尿病患者的保健佳品。

鸭肉芡实汤

【组　成】　老鸭 1 只,芡实 50 克,料酒、姜片等调味品各适量。

【制　法】　将老鸭宰杀,除毛和内脏,洗净后将芡实塞入鸭子的腹内,放入砂锅,加入清水、料酒和姜片,用大火烧沸,改用小火煲至肉烂熟,加入食盐即可吃肉饮汤。

【功　效】　芡实有固肾填精之功效。可用于肾虚遗尿,是专为糖尿病患者多尿症所配制的药膳佳品。

猪肚豆苗汤

【组　成】　猪肚 250 克,黄豆苗 100 克,姜片等调味品各适量。

【制　法】　猪肚洗净,切片,放入锅中,加入姜片和料酒,加入清水,用大火烧沸,改用小火煮烂熟后,放入洗净的黄豆苗和食盐,再煮片刻则可食用。

【功　效】　本汤滋阴止渴,补虚养体,专为糖尿病口渴所配制。常食之可生津止渴。

兔　肉　汤

【组　成】　兔肉 250 克,枸杞子 18 克,料酒、姜片、葱白等调味品各适量。

【制　法】　兔肉洗净,切块,加姜片、葱白和料酒调匀腌制片刻后,放入砂锅,加入枸杞子和适量清水,用大火烧沸,改用小火炖熟后,加入食盐调味即可,吃肉饮汤。

【功　效】　兔肉具有滋阴健脾,补肾缩尿之功效;枸杞子具有降血糖作用。两者合用既降糖又缩尿,很适合糖尿病患者食用。

香菇冬笋汤

【组　成】　香菇 50 克,冬笋 100 克,鸡汤、姜块、葱白等调味品各适量。

【制　法】　香菇水发后洗净,切丝;冬笋洗净,切丝。锅内放入适量植物油,放入葱白和拍松姜块,爆香后注入鸡汤取出姜块,放入香菇和冬笋,煮沸后加入食盐和水淀粉勾芡调味后食用。

【功　效】　清热利水,生津止渴。可用于糖尿病、肾炎、癌症患者的辅助治疗。

蘑菇汤

【组　成】　鲜蘑菇 100 克,银耳 50 克,豆腐 3 块,香油等调味品各适量。

【制　法】　鲜蘑菇除污,洗净,撕碎。银耳水发后除杂,撕碎;豆腐洗净,切片,与蘑菇、银耳一起放锅内,加入清水,用大火烧沸,改用小火煮到蘑菇熟后,加入食盐、葱花、鸡精、香油和水淀粉勾芡后即可服用。

【功　效】　味鲜可口,营养丰富,具有健脾益胃、滋阴养肤之功效。适合脾虚阴亏的糖尿病患者食用。

豌豆苗汤

【组　成】　豌豆苗 100 克,猪瘦肉 50 克,鸡蛋 1 只,姜片、葱白等调味品各适量。

【制　法】　豌豆苗洗净,切段;猪瘦肉洗净,切丁,加入打散的鸡蛋并调匀。锅内放入少量植物油加热后,加入姜片,葱白爆香,加入清水,用大火烧沸,放入猪肉丁,待沸 2 次后加入豆苗并搅匀,加入食盐和鸡精等调味后食用。

【功　效】　本汤味道鲜美,营养丰富。适合口渴喜饮,小便混浊的糖尿病患者食用。

荸荠饮

【组　成】　荸荠 500 克,雪梨 500 克。

【制　法】　荸荠去皮,洗净,切碎。雪梨去皮除核,洗净,切碎后与荸荠放在一起压榨取汁,除渣。现榨现饮,以防变质。

【功　效】　荸荠和雪梨均有生津解渴,清热除火之功效。最适合口干、口苦、体瘦的中老年糖尿病患者饮用，以汁代茶，既健身又解渴。

黄绿饮

【组　成】　鲜芹菜500克，胡萝卜500克。

【制　法】　分别将芹菜和胡萝卜洗净后，切碎，混合稍焯消毒后压榨取汁。现榨现饮，以防变质。

【功　效】　本汁为新鲜蔬菜加工而成，富含多种活性物质，有利于生物酶发挥功效，十分适合小便频数的糖尿病患者饮用。

苦瓜炖排骨

【组　成】　猪排骨500克，苦瓜150克，胡萝卜100克，黄豆芽100克，姜片、葱白等调味品各适量。

【制　法】　猪排骨洗净，切段，沸水焯，凉水冲，沥干；苦瓜除瓤，洗净，切块，沸水焯苦味，沥干；胡萝卜洗净，切块；黄豆芽除尾，洗净。锅内加入少许植物油，放入姜片，葱白和黄豆芽、胡萝卜、苦瓜、排骨爆炒后，放入适量清水，大火烧沸，改用小火慢炖至熟，加入食盐调味后食用。

【功　效】　苦瓜有降糖能手、脂肪杀手之称；黄豆芽、胡萝卜含有丰富的维生素和蛋白质，三食材共用具有降血脂、降血糖、清热解渴之功效。适合糖尿病患者食用。

三、其他药膳

黄鳝煲

【组　成】　鳝鱼250克，板栗200克，柿子椒5只，姜末、葱白等调味品各适量。

【**制　法**】　鳝鱼除内脏,洗净,切段;板栗去皮,除膜,洗净;柿子椒去子,洗净,切丝。锅中加入适量植物油,加热后依次放入姜片、葱白、鳝鱼、板栗、柿子椒爆炒后,加入料酒、酱油和清水,大火烧沸,改用小火煲至烂熟,加入食盐、味精调味食用。

【**功　效**】　鳝鱼是高蛋白,低胆固醇的保健佳品,内含有鳝鱼素,十分适合高血糖患者食用;板栗有"干果之王"美称,具有补肾健脾,益气缩尿之功效。两者配合则有降血糖,除尿频之妙用。

猪胰煮兔肉

【**组　成**】　猪胰1条,兔肉150克,玉米须30克,姜片、葱白等调味品各适量。

【**制　法**】　猪胰洗净,切段;兔肉洗净,切块。锅内加入适量植物油,加热后放入姜片、葱白和猪胰、兔肉爆炒后,加入料酒和清水,用大火烧沸后,放入洗净的玉米须搅匀,改用小火煮至肉熟,加入食盐等调味品后食用。

【**功　效**】　玉米须是治糖尿病的佳品,猪胰则为中医"以形治形"的佳品,两者合用,最适宜中老年糖尿病患者食用。

玉竹炖鸽子

【**组　成**】　鸽子1只,玉竹30克,山药50克,葱白、姜片等调味品各适量。

【**制　法**】　鸽子宰杀,去毛,剖腹除内脏,洗净后,将玉竹、山药2味中药装入鸽腹内,用纱线缠紧,放入砂锅内,加入清水,用小火慢炖至肉半熟时,加入料酒、姜片、葱白,再继续炖至烂熟后,加入食盐和香油调味,饮汤吃肉。

【**功　效**】　玉竹具有降血糖功效,山药则补肾健脾,二者合用,可降糖,健脾,生津止渴。适合消瘦型中老年人糖尿病患者食用。

芦荟煮牛肉

【组　成】　芦荟 200 克,牛肉 200 克,水发香菇 30 克,柿子椒 5 只,姜片、葱白等调料各适量。

【制　法】　芦荟去刺,洗净,切段;水发香菇洗净,撕片;柿子椒去蒂,洗净,切片;牛肉洗净,切块,用沸水焯后冲洗除沫,沥干。锅内加入适量植物油,加热后放入姜片、葱白、牛肉爆炒后,加入料酒和清水,先用大火烧沸,改用小火煲至烂熟后,加入芦荟、香菇和柿子椒,再煮片刻,加入食盐、鸡精调味后食用。

【功　效】　芦荟有降血糖作用,再配牛肉等食物则可提供高蛋白、多种维生素,促进糖尿病患者早日康复。

天麻烩豆腐

【组　成】　天麻 10 克,豆腐 60 克,枸杞子 20 克,葱花等调味品各适量。

【制　法】　天麻洗净,切碎后加入清水煮沸,放入洗净的豆腐块和枸杞子煮透后,放葱花、食盐等调味品调味后可食用。

【功　效】　本道菜红、白、黑、绿四色搭配,可增加食欲。其中枸杞子具有降血糖作用;天麻则平肝潜阳,可用于肝风上扰的糖尿病患者。

荸荠炒瘦肉

【组　成】　荸荠 200 克,猪瘦肉 150 克,鸡蛋 1 个,姜片、葱花等调味品各适量。

【制　法】　荸荠去皮,洗净,切块;猪瘦肉洗净,切丁后打入鸡蛋调匀。锅内放入适量植物油,加热后放入姜片、葱白、爆香后放入肉丁、荸荠快速翻炒至熟,加入料酒,食盐调味后食用。

【功　效】　清热除烦,生津止渴。可用于咽干口燥的糖尿病患者解渴除烦。

灵芝瘦肉包

【组　成】　灵芝 30 克,面粉 200 克,猪瘦肉 100 克,南瓜 100 克,香葱 100 克,香油等调料各适量。

【制　法】　灵芝除杂,刷净,烘干,研成细粉后,混入面粉内。猪瘦肉洗净,切丁;南瓜去皮,洗净,剁成泥状;香葱洗净,切末后与肉丁、瓜泥混合后,滴入香油并调成馅待用。面粉中加入清水,混合揉匀,发酵 3 小时后,擀成包子皮,将肉馅包成形,上蒸笼蒸熟则可食用。

【功　效】　南瓜具有降糖作用;灵芝则扶正固本,强身健体,十分适合久病体虚、体疲乏力的糖尿病患者食用。

芝麻元宵

【组　成】　黑芝麻 50 克,红豆 50 克,糯米 500 克,甜味素等调味品各适量。

【制　法】　分别将黑芝麻和红豆炒干,混合粉碎成粉,加入甜味素调成泥状;糯米除杂,洗净,浸泡之后磨成细粉浆状,装入布袋压滤除水,待干成软材后,将芝麻泥包入成圆形,入沸水内煮熟则可食用。

【功　效】　黑芝麻益肝养肾;红豆则健脾和胃,解毒洁肤,食用可降血糖、降血脂、降血压。适合糖尿病兼有高血压患者食用。

栗子元宵

【组　成】　糯米 500 克,栗子 100 克,南瓜 150 克。

【制　法】　糯米制法同上;栗子去壳,除膜;南瓜去皮,切块,与栗子上蒸笼蒸熟,剁成泥馅后,包入糯米团内制成圆形,放入沸水煮熟后食用。

【功　效】　南瓜具有降血糖作用,与栗子合用效更佳,尤其适合兼有慢性神经炎的糖尿病患者食用。

芝麻降糖糊

【组　成】　黑芝麻 250 克,山药 100 克,薏苡仁 50 克,葛根 25 克,黄精 25 克。

【制　法】　将黑芝麻、山药、薏苡仁、葛根、黄精分别除杂、洗净、烘干后混合共研成细粉,装入密封瓶内待用。每日 2 次,每次 25 克,用温开水调匀后服用。

【功　效】　黄精具有良好的降血糖作用;葛根生津止渴,与黄精合用具有滋阴补肾,生津止渴,润燥养肤等功效。糖尿病患者常食用既可强身健体,又可降暑消渴。

第十三章 肿瘤患者调养药膳

　　癌症是危害人类健康的头号杀手,全世界每年有数百万人死于癌症,占全世界总死亡率的 15%～25%,随着生存环境的恶化,患癌率和死亡率还可能会上升。所以,防癌抗癌将成为全人类共同关注的大事,我们应当立即行动起来,防止癌症的发生与发展。其实癌症是一种慢性疾病,医学界认为癌症不是突然爆发,需要漫长的发展过程。从第一个癌细胞发生癌变至少要 5～20 年的时间,才会发展成为癌症,有的癌细胞还会长期休眠不会发生癌变。在这漫长的时间里,只要在医师的指导下重视体检,加强监测,早期发现,正规治疗,改变不良生活规律和饮食习惯,杜绝外界诱癌因素,癌症则是可防也可治的常见疾病,没有必要谈癌色变。

一、药膳预防肿瘤的宗旨

　　据有关的研究资料表明,三分之一的癌症与饮食有关。因此,药膳防癌、抗癌的宗旨应该是精心选材,组合多元,科学加工,防治癌症。

(一)预防癌症选用食材的原则

　　预防癌症的发生应当采纳世界卫生组织推荐的地中海饮食模式,健康日常生活的饮食特点,应是烹调用油以橄榄油等植物油为主,不用动物油,以防止肥胖,防止大肠癌及乳腺癌的发生。营养则应以动物蛋白为主,多吃海鲜鱼类产品,兼食瘦肉,这样可摄入足够的蛋白质,完善氨基酸配比,构成完美的生命物质基础,增强身体抗癌能力,有效防止消化道癌症的发生;常吃水果和蔬菜,保证摄入足量的膳食纤维和维生素、木质素和果胶,既可增加胃肠道的功能,又可使巨噬细胞的活力提高2～3倍,从而起到防止肠道癌症的发生。只要长期坚持地中海饮食模式,可以防止癌变和肿瘤的发生。国外前瞻性流行病学研究得到证实,地中海饮食模式对预防骨质疏松的发生也有作用。为此,未患癌症的健康人群应当尽早选用地中海饮食模式,防止癌症的发生,确保健康度人生。

（二）精选食材是患者调养的关键

癌症患者所用的饮食原料和药膳原料都应精心选用,使用的原料应该是营养丰富,物优质优,卫生安全,确有良效的优良食品或药品。

1. 营养丰富食品搭配应用

一般来讲癌病患者在内伤外扰的情况下,各组织和器官均受到不同程度的侵害,其元气大伤,必须及时补充蛋白质、维生素和热能才是战胜癌症的物质基础。热能来自五谷、五果、五畜、五菜。古人说五谷为养,即我们今天所说营养,养好身体方能战胜疾病;五果、五菜均含有维生素,有利于癌症患者及时补充维生素,增强抗癌能力;五畜中含有丰富的蛋白质,有利于癌症患者及时修复受损的细胞或组织,促使早日康复。

三大营养元素必须均衡搭配,最好在医师指导下,结合患者的病情和身体状况进行科学合理搭配。坚持选用具有抗癌作用的食物如大蒜、芦笋、香菇等,也可选食药两用的百合、薏苡仁、冬虫夏草之类药膳进行均衡搭配,往往会收到意想不到的效果。

256

2. 优质、卫生、求良效

癌症患者所用的原料不论是药物还是食物,都应该是纯天然、无污染,没变质,原汁原味又新鲜的食物,才能有良好的效果。

癌症患者食用的原料在用前应该进行认真的除杂、存精、清洗、消毒,严防异物和细菌的带入,确保饮食可靠安全,防止患者再度受损害而影响治疗和康复,确保良效度安康。

二、肿瘤患者的饮食原则

癌症患者接受治疗之后会出现各种不良反应,如恶心、呕吐、味觉改变、食欲缺乏、不思饮食、口腔溃疡,头发脱落、秃头、口干、舌燥、吞咽困难、腹胀、腹痛、腹泻、便秘、骨髓受损、血小板下降、胸闷、气喘、乏力等,给继续治疗带来困难和威慑。因此,必须克服困难,排除障碍,调理饮食,增加营养,促进食欲,全面吸收,确保顺利完成治疗任务。为了达到此目的,癌症患者必须坚持如下饮食原则。

(一)少吃多餐,细嚼慢咽

因为各种治疗方法均会给消化系统带来口腔溃疡、恶心、呕吐等不良反应,患者不可能像健康人那样一日三餐进食,每次只能细嚼慢咽、少量饮食,多吃则会恶心、呕吐,造成营养丢失或损坏胃肠功能。为此,必须少吃多餐,可加餐,每日 5～6 餐进食,只要有食欲,随时都可吃,以不吐为原则,照常进食,这样才能及时补充足够的营养。除了选用美味可口的食品外,必要时还可在医师指导下兼用健胃消食类的食药两用的食品,确保吸收完全,帮助患者顺利完成全程治疗。

（二）饮食品种齐全，经常更换，促进食欲

经过一段时间治疗之后的癌症患者往往会出现望食生畏，拒绝饮食的现象，这时应当更换品种，调整口味，调理组合，变换花样，讲究色、香、味，主食、辅食搭配，蔬菜、水果齐全，中、西餐轮换，只要能激起食欲，卫生安全的食品均可食用。

（三）癌症患者饮食提倡六宜、八忌、两提倡

1. 癌症患者饮食六宜

宜清淡、宜软汤、宜常温、宜爽口、宜滋阴、宜培元。这是因为六宜有利于患者战胜病魔。现分别说明如下：

（1）宜清淡：清淡食品一般都具有清热解毒、消炎杀菌的功效，既可将体内毒素排出，还可杀灭致病微生物，对患者极为有利。应在医师指导下选用最适合癌症患者食用的清淡食品。

（2）宜软汤：是指癌症患者所用的食品应质地柔软，选容易嚼碎的食品和易于吞咽的汤剂。使用软汤食品既可以减轻患者的咀嚼负担，又可使营养完全吸收，尤其对口腔溃疡的患者是非常适用。

（3）宜常温：是指癌症患者使用的食品应接近体温，减少或避免由于进食过热或过冷刺激牙龈引起疼痛而影响食欲，尤其是对癌症放疗患者非常适用。

（4）宜爽口：是指癌症患者的食物不可过酸过甜，以爽口为宜，因过酸和过甜的食品都会刺激牙龈，引起不良反应，所以要避免选用。

（5）宜滋阴：是指癌症患者选用的食品应滋阴润燥，这是因为中医学认为，罹患癌症的患者多属阴虚内热证，可用滋阴润燥的食药两用物料，如麦冬、沙参、玉竹、石槲等进行有效调理，使病体尽快恢复健康。

（6）宜培元：是指癌症患者需要培元固本，扶助正气。中医认为人体元气坚固，邪魔则难以入侵，所以癌症患者应补气养元，培元固本，可选用食药两用的人参、黄芪类食材进行调理，使病体的元气得到恢复，为战胜病魔打下坚实的基础。

2. 癌症患者饮食八忌

忌烟、忌酒、忌辛燥、忌烟熏、忌烧烤、忌油炸、忌煎煮、忌腌制品的八忌，现分别说明如下。

（1）忌烟：是指禁止癌症患者吸烟，因为香烟含有尼古丁、焦油之类的致癌物质，癌症患者吸烟会促进病情恶化，加速死亡，所以癌症患者必须立即戒烟，彻底戒烟，越快越彻底则越有利于治疗，为此也劝告大众自动戒烟，远离癌症！

（2）忌酒：是指经常饮酒的癌症患者应立即戒酒，因为酒可刺激癌症恶化，尤其是高度白酒的危害更大，癌症患者饮酒等于雪上加霜，对机体只有百害而没有任何益处，为了战胜病魔应尽快戒酒。

（3）忌用辛燥之品：是指癌症患者不可食用辛辣、干燥、脆性食品，因为辛辣有刺激性；脆性易吸收体内水分，不利于口腔溃疡的癌症患者顺利康复。

（4）忌用烟熏类制品：是指癌症患者不可食用烟熏过的食品，因为经过烟熏加工过的制品内含有多种致癌物，食用之后使病情加速恶化，所以癌症患者应该立即禁用烟熏制品。

（5）忌用烧烤类制品：因为该类制品同样含有多种致癌物质，所以癌症患者必须禁止食用。

（6）忌用煎煮类制品：因为煎煮加入食用油，经高温会发生化学反应，产生致癌物质，所以，癌症患者应该忌用。

（7）忌用油炸制品：因为油炸时温度比煎煮时的温度更高，发生的化学反应更加剧烈，产生的致癌物更多，危害更大。所以癌症患者切莫食用。

（8）忌用腌制食品：这是因为腌制食品往往含有亚硝胺，而亚硝胺是致癌物质，癌症患者应该远离腌制食品。

3. 癌症患者饮食两提倡

提倡蒸制和煮食。

（1）蒸制食品：是指经过蒸气加工而成的制品，如米饭、馒头之类的制品，其特点是加工的温度仅在 100℃ 左右，既有杀菌消毒之功效，又不会使食物发生异变而有利于健康，应该以选用该类制造加工而成的食品为主。

（2）煮食：是指以清水加热煮熟的制品，如稀饭、水饺之类的食品，其特点是加工温度未超过 100℃，含水量多，该类食品质地柔软，入口清滑，尤其适合口腔溃疡、消化不良、吸收又差的癌症患者食用。

三、药膳的功能及作用

癌症既然是一种慢性疾病，其发病过程就缓慢而长久，只要平时注意膳食调理，经常食用具有抗癌防癌的食品，排除诱癌因素，提高抗癌能力，人类战胜癌症的可能则可实现。

（一）排出毒素，防止癌变

据美国宾州大学研究发现，巴西蘑菇含有蛋白质、膳食纤维素等多种元素，具有极强的吸附作用，能有效吸附体内致癌物质等有毒废物，并能迅速排出体外，从而杜绝致癌物对人体带来的侵害。若我们平时经常食用膳食纤维和蛋白质的食品，既可防止癌变，又可有效减肥。这种功能食品则是最好的防癌佳品。

（二）抑制癌细胞，防止转移

现代医学研究证明，硒元素可以杀伤癌细胞，抑制癌细胞生长,抑制肿瘤新生血管生成而切断癌细胞的营养供应渠道,阻止正常细胞发生癌变,抑制肿瘤生长和转移等。我们只要经常食用含有硒元素的大蒜之类的食物,则可降低肺癌、肝癌、前列腺癌、肠癌等多种癌症的发生率和死亡率。例如,江苏启东是我国肝癌高发地区,自推广食用含硒盐之后,肝癌患病率明显下降。日本人提倡常饮绿茶之后,其患癌率也大大下降,究其原因则是绿茶含有茶多酚,具有阻断信息传递能力,抑制细胞中脂肪酸合成酶的表达而抑制癌细胞的生长,从而起到抗癌作用。由此说明,防癌抗癌应从身边小事做起,只要平时常食含有硒元素和茶多酚之类的食品,防止癌扩散和转移也是可能实现的。

(三)抑制组胺释放,减轻药物不良反应

医学研究表明,蜂胶制品可以有效减轻或减少癌症患者治疗中出现的各种不良反应。这是因为蜂胶是含有多种维生素、微量元素、黄酮等活性成分的混合物,具有良好的抗过敏、抗氧化、抗病原微生物、抗菌消炎、镇静安神等多种功效,尤其是蜂胶可抑制细胞释放组胺,从而起到抗过敏作用,减轻过敏反应症状,减少癌症患者治疗中的痛苦。

(四)滋阴润燥,提高机体免疫力

中医学认为,癌症患者多属阴虚体质,均有阴液亏损,滋润不足之症,表现为咽干口燥,心烦失眠,潮热盗汗,形体羸瘦,需用滋阴润燥的中药或生津止渴的食物进行调理。食药两用的冬虫夏草则符合上述要求,冬虫夏草含有多种氨基酸和维生素等生物活性物质,激活各种酶的活性,提高免疫力,在促进细胞修复功能,增强抗癌能力等方面均有较发效果。常用滋阴中药有麦冬、天冬、枸杞子、百合;常用的滋阴食物有银耳、香菇、鸭肉、甲鱼和雪梨等。癌症患者可在医师指导下选用滋阴的食品,往往会收到很好的效果。

（五）扶正固本，强身健体

中医学认为，癌症患者多正气不足，致使外邪入侵，必须采用扶正固本的方法才能祛邪除病。灵芝具扶正固本，滋补强壮之功效，符合中医辨证施治的理论。现代药理研究表明，灵芝含灵芝多糖、三萜、腺苷等成分，其中灵芝多糖可以调节免疫功能，促进抗体生成，活化免疫系统，从而迅速歼灭癌细胞；而三萜类物质可提高细胞修复功能，促进受损细胞再生与复原，提高疗效；灵芝腺苷则具有抑制血小板凝聚作用，促进血液循环，提高供血和供氧能力，从而强身健体，增强抗病能力，提高治癌疗效，使患者早日战胜疾病，早日治愈康复。

（六）培元固脱，重振元气

中医学认为，癌症病人尤其是治疗后的癌症患者均已元气大损。因为外邪的侵害再加上化疗、放疗或手术疗法给患者带来的伤害之后，必然元气大受其伤，必须采用培育元气的方法加以巩固、加以补充。而人参具有大补元气，强化固脱，补五脏、益六腑，安精神，定魂魄，明目益智，延缓衰老等多种功效，十分适合治疗中、治疗后的患者服用。药学研究表明，人参含蛋白质、氨基酸、维生素、人参皂苷、微量元素、多肽等多种成分。药理学研究表明，人参具有增强免疫系统功能，兴奋中枢神经系统而提高记忆力，消除疲劳，振奋精神，重振元气，可增强战胜癌症的能力和信心；人参还能增加白细胞数目，增加巨噬细胞吞噬能力，促进干扰素的产生，从而提高了抵御疾病能力，为癌症患者恢复健康创造了有利条件，即中医所说的培元固脱的真实含义。人参的种类很多，制剂很多，品种齐全，可在药师指导下选用最佳的品种使用，服用之后自我感受良好，吃饭香，睡得好，一身轻，有精神，则可继续服用，只求坚持，不求加量，持之以恒，必有成效。

四、药膳调理缓解肿瘤治疗中的不良反应

肿瘤患者不论采用化疗、放疗及手术治疗均会引发诸多的不良反应。这是因为至今为止还没有治疗肿瘤的特效药，所用的化学药物在杀伤肿瘤细胞的同时往往也会对健康细胞带来损害而产生诸多的不良反应。同样原理，放射疗法及手术疗法也会对机体带来伤害和不良反应。

肿瘤患者在治疗中或治疗后，往往会出现恶心、呕吐、乏味、脱发、疲倦、疼痛等各种不同的不良反应，现将各种不良反应的药膳调理方法介绍如下。

（一）消化道不良反应的调理方法

一般来讲，肿瘤治疗中首先出现的是恶心、呕吐、乏味、食欲缺乏，随后可出现胃痛、腹泻或便秘等情况，其反应类型因人而异，反应的程度有轻有重，应根据患者的实际情况分别选用不同的药膳进行有效调理。

首先，对于恶心、呕吐、乏味、食欲缺乏的患者来说，先应该止吐，然后则应选用可口美味的食品来刺激食欲。比如，最常用的方法是选用生姜或干姜，既可止吐，又可增加食欲，帮助消化，还可防止可能发生的腹泻等，姜是有益无害的食药两用的食材，只要口腔、食管、胃黏膜良好的患者均可选用。含姜药膳繁多，可选用最适合患者的品种加以服用，减轻或减少不良反应所带来的痛苦。如果用含姜药膳无法解决呕吐问题，则应在医师指导下加用疗效更佳的药品进行止吐，方能使治疗顺利完成。

其二是有的抗癌药品使用之后会引起便秘。此时，应选用润肠通便的药膳。在保证均衡营养的前提下，可用含有膳食纤维的食品如黄豆，也可选用润肠通便的食品如蜂蜜或芦荟，尤其是芦荟

既可通便，又可抗癌，对肿瘤患者来说是一举两得的药膳佳品，往往在无意中收到良效，也因此得到肿瘤患者的厚爱。

其三，应确保肿瘤患者营养均衡，吸收完全。肿瘤患者饮食应以软、滑、汤、稀为主，应用这类饮食或药膳，营养可以快速吸收，快速获得热能，促进身体强壮，提高疗效，早日康复。

（二）口腔不良反应的调理方法

肿瘤治疗中在口腔部位往往会出现口干、舌燥、唇裂、牙龈炎、口腔溃疡、咽喉肿痛等多种不良反应，尤其是头、颈部肿瘤患者接受放射疗法时，上述的不良反应更明显，更需很好调理，方可保证放疗顺利进行。

首先，治疗中的肿瘤患者应保持口腔卫生，选用材质柔软的牙刷，减少或减轻刺激性。实在不能刷牙的患者应改为漱口，选用生理盐水或含盐 0.9％的溶液进行漱口，可清理口腔卫生，排除口腔异物，防止细菌繁殖，尤其是鼻咽癌选用放射疗法的患者，更应当坚持口腔卫生，坚持早、晚 2 次刷牙或漱口，可有效减轻或减少不良反应。

其二，应多喝、常喝白开水和绿茶。只有不断补充水分，才能缓解或减轻口干、舌燥、唇裂的状况。尤其值得一提的是常饮绿茶，因为绿茶含有多酚类物质，茶多酚具有抗癌作用，饮用绿茶时既补充了水分，又可抑制癌细胞生长和繁殖，有利于提高疗效。这种既方便又实惠的药膳疗法，肿瘤患者应该坚持常用常试，必能收到良效。但是经加工发酵过的红茶之类茶制品则效果较差，因为发酵加工过的茶内不含或少含茶多酚，所以其抗癌效果必然较差。

其三，有口干等不良反应的肿瘤患者应常吃含水丰富，滑嫩爽口，滋阴润燥之类的瓜果，如雪梨、西瓜、乌梅等，乌梅既解渴又抗癌，是一举两得的佳品，只要不怕酸味的肿瘤患者均可食用，中国人自古以来就有望梅止渴的说法，常试常用则受益。

（三）脱发不良反应的调理方法

肿瘤患者治疗一阶段后往往会出现不同程度的脱发现象，这种不良反应有损容貌，给肿瘤患者带来极大痛苦。为此，应选用护发、生发类制品加以防护，尤其是养发、生发类药膳，以助毛发养护和再生，但千万不要使用化学类护发素，应以食药两用的何首乌、黑芝麻类制品为主，化学类的护发素往往会带来意想不到的负面影响伤害肿瘤患者。中药类的养发、生发制品则有利于肿瘤患者，如何首乌类护发产品，既可防止毛发脱落，又有润肠通便功用，非常适合脱发兼便秘的肿瘤患者使用。何时使用，怎样使用，均应在医师指导下正确应用，方可取得事半功倍的效果。

（四）全身乏力不良反应的调理方法

肿瘤患者经过一段治疗之后，往往会出现全身乏力，疲倦，精力不足，精神不振，缺乏力气，萎靡不振等情绪极差的状况。一方面，这是因各种疗法均会对患者带来伤害；另一方面则是患者失去信心而产生畏惧的感觉，害怕治疗不好肿瘤而失去信心。此时除了正确引导之外，还应该选用补气养元，培元固本之类的药膳滋补身体，使元气得到补充，邪气得以清除，身体得以强壮，精神得以振奋，信心得以巩固，战胜病魔得以实现。以中药人参、黄芪、白术之类的补气药膳进行调理，可使元气得到及时恢复，精力得到补充，身体得到充实，信心倍增，精神焕发，以利于持续有效治疗，使肿瘤患者顺利完成全程治疗。

（五）造血系统不良反应的调理方法

肿瘤患者经过化疗之后往往会出现血小板、红细胞、白细胞下降的现象，这是因为抗癌药物带来的不良反应，轻者选用含有阿胶、白芍、党参、地黄、菟丝子之类的药膳进行调理；重者应在医师指导下使用药物治疗,切莫一味使用药膳,以防延误治疗。

肿瘤患者在治疗中、治疗后还会出现胸闷、气喘、干咳、失眠、疼痛等诸多的不良反应,应在医师指导下以药物治疗为主,应用药物进行控制,减轻痛苦,增加信心,提高疗效,确保肿瘤患者度安康。

五、粥类药膳

粥类饮食的特点是含水分量多,质地软稀,爽口润肠,容易消化,吸收完全。既可补充热能,均衡营养;又可润喉解渴,消除不良反应所带来的痛苦,常用粥类药膳有助于肿瘤患者进行系统治疗。现将常用防治肿瘤的粥类药膳介绍如下。

大蒜糯米粥

【组 成】 大蒜 30 克,糯米 100 克,鱼肉 100 克,食盐等调味品各适量。

【制 法】 大蒜去皮,洗净,切末;鱼肉除骨,洗净,切片,与蒜混合调匀;糯米洗净后,用凉水浸泡 1 小时,沥干。砂锅放适量清水,放入糯米,大火烧沸,改用小火煮至熟烂,放入鱼片煮熟后,加入食盐调味食用。

【功 效】 大蒜含有硒元素,具有防癌抗癌功效,健康人群经常食用可防止肿瘤发生,癌症患者食用本粥可增强抗癌功能,提高疗效,促进治愈,防止复发等多方面的作用。

草 菇 粥

【组 成】 鲜草菇 50 克,青豆 50 克,猪瘦肉 50 克,大米 100 克,葱、姜等调味品各适量。

【制 法】 草菇洗净,撕条,焯水;青豆洗净,切段,焯水;猪瘦肉洗净,切丁与姜末、葱末混合调匀。大米洗净,浸泡 30 分钟后,放入锅内,加入清水,先用大火烧沸,改用小火煮成烂粥,加入草菇、青豆和肉丁再煮片刻,放入食盐等调味品之后食用。

【功　效】　草菇含有多糖类抗癌物,可杀灭人体内的癌细胞;大豆含有磷脂,可保持血管弹性,促进血液循环。常食本粥则既抗癌又益脑,很适合老年人食用。

小米牛奶粥

【组　成】　牛奶 300 毫升,小米 100 克,蜂蜜适量。

【制　法】　小米洗净,放入锅内,加入清水,先用大火烧沸,待小米涨开后,加入牛奶煮至烂熟后,放入蜂蜜调味食用。

【功　效】　牛奶含有一种抗癌物质 CLA,它可有效清除致癌危险的氧自由基,有预防癌症的作用,经常饮用牛奶既防癌,又补钙,可预防骨质疏松的发生,适合中老年人食用。

芹菜牛肉粥

【组　成】　大米 100 克,芹菜 100 克,牛肉 50 克,蒜末等调味品各适量。

【制　法】　芹菜去叶,洗净,切丁,水焯;牛肉洗净,切丁后加生蒜末和料酒搅匀。大米洗净后放入锅内,加入清水,用大火烧沸,改用小火煮至熟烂后,放入芹菜丁和牛肉丁再煮片刻,放入食盐调味后食用。

【功　效】　芹菜含有大量的纤维素,可有效吸附肠内致癌物,能有效防治肠道肿瘤,具有补虚强身,滋养脾胃,防癌治癌等功效,尤其适合肠道肿瘤患者服食。

西红柿葱花粥

【组　成】　大米 100 克,排骨 100 克,西红柿 1 只,葱花等调味各适量。

【制　法】　西红柿去蒂,洗净,切片;排骨洗净,切段。大米洗净后用凉水浸泡 30 分钟,捞出与排骨一起放入锅内,用大火烧沸,改用小火煮至烂熟,放西红柿再煮片刻,熟后放入葱花和食盐调味饮粥食肉。

【功　效】　西红柿含有的番茄素具有抗癌作用;维生素 C 具有抗氧化,提高免疫功能,生津解渴,增进食欲之功效,再配排骨则可补虚弱,强筋骨,有利于肿瘤患者强身健体。适合癌症患者手术后,化疗或放疗时食用。

薏仁鸡蛋粥

【组　成】　薏苡仁 100 克,鸡蛋 2 只,鸡精等调味品各适量。

【制　法】　薏苡仁洗净,凉水浸泡,放入锅内,加入清水,用大火烧沸,改用小火熬成烂粥后,投入打散的鸡蛋再煮片刻,加食盐、鸡精等调味品调匀食用。

【功　效】　薏苡仁内含有的薏苡仁酯,具有明显抑制癌细胞的作用,可供肿瘤患者食用。

菜花瘦肉粥

【组　成】　大米 100 克,菜花 100 克,猪瘦肉 50 克,姜末等调味品各适量。

【制　法】　菜花洗净,掰成小块;猪瘦肉洗净,切丁,加入料酒和姜末调匀。大米洗净,浸泡 30 分钟后放入锅内,加入清水,放入菜花,用大火烧沸,改用小火熬熟后,加入肉丁再煮片刻,肉熟后放食盐调味后食用。

【功　效】　菜花含有抗氧化和抗癌成分,经常食用,可减少乳腺癌、直肠癌和胃癌的发病率,其抗癌防癌效果明显,尤其适合消化道癌症患者食用。

核桃蜂蜜粥

【组　成】　大米 100 克,核桃仁 30 克,蜂蜜适量。

【制　法】　核桃仁除杂,洗净,切丁;大米洗净,凉水浸泡 30 分钟后,放入锅内,加入清水和核桃丁,用大火烧沸,改用小火煲至成粥,加入蜂蜜调味饮用。

【功　效】　核桃含有丰富的维生素 E,具有抗氧化,提高免疫功能,增强细胞再生和修复能力之功效,既可保持血管的弹性,又可益智健脑,适合老年肿瘤患者食用。

松仁蜂蜜粥

【组　成】　大米 100 克,松仁 40 克,蜂蜜适量。

【制　法】　松仁除杂,洗净,研碎;大米洗净,用凉水浸泡后放入锅内,加入清水,投入松仁,大火烧沸,改用小火煲至成粥,加入蜂蜜调味食用。

【功　效】　松仁含有维生素 A、维生素 E、亚油酸、氨基酸、蛋白质等多种生物活性成分,具有祛病强身,防癌,抗癌等多种功效。常食此粥,可提高免疫功能,起到防治肿瘤的作用。

玉米酸奶粥

【组　成】　玉米 100 克,酸奶 25 毫升,蜂蜜适量。

【制　法】　将玉米洗净,放入凉水中浸泡 1 小时,放入锅内,加入清水,大火烧沸,改用小火煲至成粥,加入酸奶和蜂蜜调味食用。

【功　效】　玉米含有丰富的膳食纤维,能有效促进胃肠蠕动,既可通便排毒,也可抗衰防癌,再配酸奶可有效抑制癌细胞增值。常食此粥对健康非常有利。

糙米绿豆粥

【组　成】　糙米 100 克，绿豆 50 克，蜂蜜适量。

【制　法】　绿豆除杂洗净后与洗净的糙米一起放入锅内，加入清水，大火烧沸，改用小火煲至成粥，放蜂蜜调味食用。

【功　效】　糙米具有很强的分解农药及放射性致癌物质的能力，能减少或防止人体吸收致癌物质，从而起到防癌功效，实为防癌健康佳品。常食此粥既可通便，又可防肠道肿瘤。

百合蜂蜜粥

【组　成】　大米 100 克，百合 30 克，蜂蜜适量。

【制　法】　百合去皮，洗净，切片。大米洗净，浸泡后放入锅内，加入清水和百合片，用大火烧沸，改用小火煲至成粥，放入蜂蜜调味食用。

【功　效】　百合含有多种生物活性成分，能抑制癌细胞繁殖，具有一定的抗癌防癌功效。中医学认为，百合为清热、解毒、降火佳品，常食之则可排毒祛火，除病治疮。常食此粥则可养颜驻容，强身健体。

天花粉蜂蜜粥

【组　成】　大米 100 克，天花粉 20 克，蜂蜜适量。

【制　法】　将天花粉除杂并加工成细粉后放入蜂蜜调匀。大米洗净后，投入锅内，加入清水，用大火烧沸，改用小火熬至成粥后投入天花粉，再煮片刻则可食用。

【功　效】　天花粉具有生津止渴，消肿排毒之功效。据医学研究，天花粉对肝癌和恶性葡萄胎有明显抑制作用，也可用于糖尿病的口渴症。

石斛粥

【组　成】　大米 100 克,石斛 20 克,猪苓 20 克,蜂蜜适量。

【制　法】　将石斛和猪苓合并煎煮 2 次,除渣合并 2 次药液。大米洗净,放入锅内加入清水,先用大火烧沸,改用小火熬至成粥,加入备用药液和蜂蜜再煮片刻则可食用。

【功　效】　石斛具有养阴生津功效,可消除肿瘤患者治疗引发的口渴咽干症;猪苓含有猪苓多糖,具有抗癌作用。两药合用既可治疗肿瘤,又可减轻咽干口燥的不良反应。

马齿苋粥

【组　成】　大米 100 克,鲜马齿苋 50 克,蜂蜜适量。

【制　法】　将洗净的大米和马齿苋一起放入锅内,加入清水,先用大火烧沸,改用小火熬至成粥,放入蜂蜜调味则可食用。

【功　效】　马齿苋味酸可解渴,性清热可解毒,既消肿又软坚。现代药理研究发现,其具有抑制肿瘤作用。流行病学调查发现,地中海居民由于常食用马齿苋,癌症的发病率明显低于其他地区,所以常吃马齿苋有利于防治肿瘤。

佛手粥

【组　成】　薏苡仁 50 克,大米 50 克,佛手 15 克,菱角肉 50 克,食盐适量。

【制　法】　将佛手、菱角肉、大米、薏苡仁分别洗净,混合放入锅内,加入清水,用大火烧沸,改用小火熬至成粥,加入食盐调味后食用。

【功　效】　佛手具有行气、止吐功效,可有效缓解肿瘤患者治疗中产生恶心、呕吐等不良反应。薏苡仁对宫颈癌瘤实体有明显抑制作用,最适合肝郁气滞型宫颈癌患者食用。

六、汤类药膳

汤类饮食特点是含水量多,所用食材则柔软滑润、清香爽口。软则易于消化和吸收,滑则易于吞咽,极少刺激,可减轻患者痛苦,确保肿瘤患者能够顺利通过各种有效治疗。现将常用于防治肿瘤的汤类药膳介绍如下。

香菇木耳汤

【组　成】　水发香菇 30 克,水发木耳 30 克,韭菜 50 克,鸡蛋 2 只,香油等调味品各适量。

【制　法】　水发香菇和木耳洗净,切丝;韭菜洗净,切段。锅内加清水,大火加热至水沸,放入香菇、木耳、韭菜,待烧沸时,放入打散鸡蛋,用勺轻推锅底,待蛋花浮出水面后,加入食盐、香油等调味品后饮汤吃菜。

【功　效】　香菇含有多糖成分,可抑制肿瘤活性;韭菜含有大量的膳食纤维,可促进肠胃蠕动,润肠通便。两者合用具有预防肠癌的作用。此外,本汤中木耳具有消脂瘦身功效,适合肥胖者食用。

莼菜排骨汤

【组　成】　莼菜 50 克,排骨 300 克,姜片、鸡精等调味品各适量。

【制　法】　莼菜洗净;排骨洗净,切段,沸水焯后捞出,用凉水冲去泡沫,放入锅内,加入清水,放入姜片和料酒,用大火烧沸,改用小火煲至烂熟之后,放入莼菜再煮片刻,加入食盐调味食用。

【功　效】　莼菜含有多糖成分,具有防治肿瘤作用,经常食用,可有抗癌轻身、延缓衰老之效果。

绿茶鸡肉汤

【组　成】　鸡肉 300 克,豌豆苗 100 克,绿茶 30 克,姜等调味品各适量。

【制　法】　将鸡肉洗净,切块,焯水后除沫;豌豆苗洗净。锅内放入鸡肉、豌豆苗和姜片,加入料酒和清水,用大火烧沸,改用小火煲至鸡肉烂熟后,放入绿茶、食盐调味,吃肉饮汤。

【功　效】　绿茶含有茶多酚,具有防治肿瘤功效;鸡肉补虚损,强筋骨,活血脉;豌豆苗有清热泻火的功效。三者合用则抗癌、降火、补虚损、强身健体,有助于肿瘤的防治。

天冬豆腐汤

【组　成】　豆腐 100 克,西红柿 1 个,天冬 15 克,香油等调味品各适量。

【制　法】　西红柿洗净,切片;豆腐切块。将天冬洗净放入锅内,加入清水,用大火烧沸,改用小火煮 30 分钟。捞出天冬,放入西红柿和豆腐,待熟后加鸡精、食盐和香油调味食用。

【功　效】　西红柿含有丰富的维生素 C,具有很强的抗氧化作用和生津止渴功效;天冬则滋阴润燥,可解渴;豆腐含有植物雌激素,可预防乳腺癌和前列腺癌的发生,适合肿瘤患者食用。

玉米鸭肉汤

【组　成】　玉米 2 个,鸭肉 500 克,姜片、鸡精等调味品各适量。

【制　法】　玉米洗净,切段。鸭肉洗净,切块,沸水焯除泡沫之后,与玉米放入锅内,加入姜片和料酒,加入清水,用大火烧沸,改用小火煲至鸭肉烂熟,放入食盐和鸡精调味后,饮汤吃肉。

【功　效】　玉米含有硒元素,可抑制肿瘤生长;鸭肉则滋阴,补虚损，清热解毒。二者合用尤其适合体热上火的癌症患者服用。

猴头菇汤

【组　成】　猴头菇 50 克，红腰豆 10 克，胡萝卜 100 克，鸡蛋 2 只，香葱等调味品各适量。

【制　法】　猴头菇洗净，切块；胡萝卜去皮，洗净，切丝。红腰豆洗净后与猴头菇、胡萝卜一起放入锅内，加入清水，用大火烧沸，改用小火煲 1 小时后，投入打散的鸡蛋并搅动成蛋花后，放入葱末、食盐等调味品后食用。

【功　效】　猴头菇含有多种氨基酸和丰富的多糖体，对胃癌、食管癌有良好抑制作用；红腰豆有提高机体免疫力和延缓衰老等功效。常服此汤对消化道疾病的疗效令人瞩目。

牛黄红汤

【组　成】　牛肉 250 克，黄豆 150 克，红枣 10 枚，蒜等调味品各适量。

【制　法】　牛肉洗净，切丁，加入蒜末和料酒调匀；黄豆除杂，洗净，浸泡。红枣去核、洗净后与黄豆一起放入锅内，加入清水，先用大火烧沸，再用小火煲至黄豆烂熟后，放入牛肉丁再煮熟后，加入香油和食盐等调味品后饮汤，吃豆、牛肉和红枣。

【功　效】　红枣含抗癌物质，能起到使癌细胞向正常细胞转化的作用，而成为抗癌防癌佳品。黄豆和牛肉均含有丰富营养成分，能提高患者的免疫力，经常食用可强身健体。

杜仲西红柿汤

【组　成】　猪瘦肉 100 克，西红柿 200 克，杜仲 20 克，葱花等调味各适量。

【制　法】　杜仲煎煮 2 次，每次熬煮 30 分钟，合并药液；猪瘦肉洗净,切丁,放入料酒调匀。西红柿洗净、切片,与肉丁一起放入锅内,加入药液和适量清水,开火加热,煮至肉熟后,放入食盐、葱花和香油等调味品之后饮汤吃肉。

【功　效】　杜仲可增加巨噬细胞的吞噬功能,提高机体的免疫力;西红柿含有维生素 C 具有很强的抗氧化作用。两者联用则清热解毒,对预防乳腺癌和前列腺癌有一定功效。

苦瓜鸡蛋汤

【组　成】　苦瓜 100 克,鸡蛋 2 只,植物油、葱白等调味品各适量。

【制　法】　苦瓜除瓤,洗净,切片。锅内放入少量植物油加热后放入苦瓜片和葱白爆炒后,放入清水烧至沸后,加入打散的鸡蛋煮成蛋花后,加入食盐调味食用。

【功　效】　苦瓜能够增强免疫细胞吞噬癌细胞的能力,有效阻止正常细胞癌变而起到防治肿瘤的作用。常食此汤既防癌抗癌又补充营养。

牛蒡根汤

【组　成】　牛蒡根 300 克,山药 200 克,胡萝卜 100 克,山楂50 克,葱等调味品各适量。

【制　法】　牛蒡根去皮,洗净,切块后用淡盐水浸泡;山药和胡萝卜分别洗净,切块。山楂洗净与牛蒡根、山药、胡萝卜一起放锅内,加入清水煮沸后,改用小火煲至烂熟,放入食盐、香油和葱末调味后食用。

【功　效】　牛蒡纤维素和山楂黄酮化合物均可帮助身体免受致癌物的伤害,加速致癌物排出体外,减少其在体内积存,从而起到抗癌防癌的功效。

猕猴桃汁

【组　成】　猕猴桃 300 克，荸荠 100 克。

【制　法】　将猕猴桃去皮，切块。荸荠去皮、洗净、切丁，与猕猴桃混合压榨取汁饮用。亦可将猕猴桃和荸荠一起放入打浆机内打成浆汁饮用。

【功　效】　猕猴桃含有丰富的维生素 C，还能阻止致癌物质亚硝胺的合成而起到防治肿瘤的作用。常吃猕猴桃既可防治肿瘤，又提高自身的免疫功能，对身体非常有利。

杧果汁

【组　成】　杧果 2 个，雪梨 2 个。

【制　法】　分别将杧果、雪梨去皮，除核后放在一起压榨取汁饮用，也可用打浆机加工成果浆饮用。

【功　效】　杧果含有杧果酮酸、异杧果醇酸和多酚类化合物，均具有抗癌作用；雪梨则滋阴润肺，生津止渴。两者合用，既抗癌又解渴，是防治肿瘤佳品。

无花果汤

【组　成】　无花果 100 克，猪瘦肉 250 克，蒜末等调味品各适量。

【制　法】　无花果洗净，切片。猪瘦肉洗净，切丁，加入蒜末和香油调匀，再与无花果片一起放入烧沸的水中，煮熟后加食盐调味即可食用。

【功　效】　无花果清热解毒，防癌抗癌。适用于胃癌、幽门癌、食管癌、膀胱癌患者的辅助治疗。

红苋菜汤

【组　成】　红苋菜 300 克,香油、食盐各适量。

【制　法】　红苋菜除杂、洗净、切碎,放入锅内,加入清水,用大火烧沸,改用小火煲 2 小时后,加入食盐和香油调味后吃菜饮汤。

【功　效】　红苋菜清热解毒,对宫颈癌有辅助治疗作用。

癞肚汤

【组　成】　猪肚 1 具,癞蛤蟆 1 只,鸡精等调味品各适量。

【制　法】　癞蛤蟆宰杀,除内脏,洗净后,放入漂洗过的猪肚内,用棉线扎紧后放入锅内,加入清水,先用大火烧沸,改用小火煲至猪肚烂熟之后,取出癞蛤蟆,加入食盐、鸡精、香油调味后饮汤,吃猪肚。

【功　效】　癞蛤蟆可消肿块、抗肿瘤,对肝癌、胃癌有一定辅助治疗作用。

梨根鸡蛋汤

【组　成】　藤梨根 50 克,鸡蛋 2 个,香油等调味品各适量。

【制　法】　将藤梨根洗净、切段,入锅煎煮 1 小时以上,共煮 2 次,除渣留药液,再加热煮沸,打入鸡蛋,蛋煮熟后,加入食盐、香油调味即可饮汤吃蛋。

【功　效】　藤梨根可清热解毒,生津止渴,也有抗癌作用,对胃肠道癌症有辅助治疗作用。

寄生猪鼻汤

【组　成】　刺桐树寄生 30 克,苦楝子树寄生 30 克,黄皮树寄生 30 克,葱白 30 克,猪鼻 1 个,调味品各适量。

【制　法】　将刺桐、苦楝子、黄皮树三树的寄生入锅内煎煮，每次取其汤，共2次，除渣合并药液，放入除杂、洗净、切片的猪鼻和葱白同煮，待肉烂熟后加入食盐调味，即可饮汤吃肉。

【功　效】　三树寄生具有清热解毒，消肿抗癌功效。可用于鼻咽癌和颈部淋巴癌的辅助治疗。

芦荟香菇汤

【组　成】　芦荟200克，水发香菇50克，猪瘦肉100克，生葱20克，香油等调味品各适量。

【制　法】　将芦荟去刺洗净，切片；水发香菇撕成条状。猪瘦肉洗净、切丁，加葱末和料酒调匀后，与芦荟、香菇放入锅内，加入清水，加热煮熟后，放入余下葱段和食盐调味，饮汤吃肉。

【功　效】　芦荟和香菇均含有抗癌物质，两者联用可防治肿瘤。

七、菜类药膳

防治肿瘤的菜类药膳所用的食材应该是质地柔软、营养丰富、味道鲜美且爽口，具有防治肿瘤功效的食物。其加工方法以蒸、煮为主，确保原汁原味，忌用有刺激性和过敏性物料，确保食物纯正、不变质，有利于患者吸收优质营养而强身健体。

芦笋煮牛肉

【组　成】　芦笋200克，牛肉300克，鸡蛋2只，香油等调味品各适量。

【制　法】　牛肉洗净，切成薄片，加入蒜末、料酒，打入鸡蛋调匀。芦笋去皮，洗净，切段，与牛肉一起放入锅内加入适量清水和食盐进行加热，不断搅拌，煮熟后加香油进行调味即可食用。

【功　效】　牛肉和鸡蛋营养丰富,配用具有抗癌防癌作用的芦笋加工而成药膳,适合肿瘤患者食用。

芦荟煮茄子

【组　成】　芦荟 200 克,茄子 300 克,猪五花肉 200 克,蒜头 3 个,食盐等调味品各适量。

【制　法】　芦荟除刺,洗净,切段;茄子去蒂,洗净,切块;大蒜去皮,洗净,切块。猪五花肉洗净,切块,与芦荟、茄子、蒜头一起放入锅内,加入适量清水和食盐进行加热,煮熟后加酱油调味则可食用。

【功　效】　芦荟具有抗癌作用,配用茄子和猪五花肉则营养丰富,能增强机体的抗病能力,适合肿瘤患者食用。

香菇煮海带

【组　成】　水发香菇 200 克,海带 150 克,红辣椒 20 克,葱白等调味品各适量。

【制　法】　香菇去蒂,洗净,切块;海带洗净,打结;红辣椒去蒂,切半;葱白洗净,切段。锅内加入适量植物油,加入葱白略炒后,放入香菇、海带和红辣椒,加热煮熟后,放入食盐进行调味则可食用。

【功　效】　香菇所含香菇多糖、红辣椒所含辣椒素均有抗癌作用,尤其是辣椒素具有使癌细胞凋亡的作用。两者配合,可增加抗癌功效,适合肿瘤患者食用。

韭菜煮鱼肉

【组　成】　韭菜 100 克,胡萝卜 100 克,鱼肉 300 克,香油等调味品各适量。

【制　法】　韭菜除杂,洗净,切段;胡萝卜洗净,切块;鱼肉洗净,切块。锅内加入适量食用油,烧热后放入韭菜略炒后,将鱼肉、胡萝卜投入锅内,加入适量清水煮至肉熟,加食盐、香油进行调味后食用。

【功　效】 韭菜含有大量膳食纤维,具有良好的清肠功效,可清除肠内的致癌物,对防治肠道肿瘤有益,适合肠道肿瘤患者食用。

甘蓝煮鸡肉

【组　成】 甘蓝 300 克,鸡脯肉 100 克,香菇 100 克,葱白等调味品各适量。

【制　法】 甘蓝洗净,切块;鸡脯肉洗净,切块;香菇洗净,撕条。锅内加入适量食用油进行加热,投入葱白略炒后,放入甘蓝、鸡肉加水煮,煮至肉熟后,加入食盐进行调味后食用。

【功　效】 甘蓝和香菇均含有抗癌物质,配用鸡肉营养丰富而全面,十分适合肿瘤患者食用。

八、预防肿瘤食材应用及说明

预防肿瘤的食材一般都含有硒元素、维生素、多酚、多糖、膳食纤维、辣椒素,以及中医认为具有软坚、滋阴作用的食品。

(一)含硒类食材预防肿瘤原理及应用

硒是最早发现的最重要抗癌元素,被誉为"抗癌之王"。硒元素是人体必需的微量元素,但又无法自身合成,必须依赖饮食补充。人体缺乏硒元素则会引发动脉硬化或肿瘤等多种疾病。据现代医学研究发现,硒具有明显的抑制肿瘤作用。其抗癌原理:首先,硒可以防止正常细胞发生癌变,且能抑制癌细胞生长而杀伤癌细胞。这是因为硒元素可以增强机体天然免疫力和获得免疫应答能力而提高免疫细胞杀伤功能,促进淋巴细胞抗体产生,进而提高机体抗癌能力。

其二,硒可以提高抗氧化能力,使过氧化物、自由基之类的致癌物得到有效清除,使机体免受致癌物侵害,促进机体抗氧化能力的平衡而有利于身体健康。

其三,硒可以促进"抗肿瘤血管生长抑制因子"的生长,抑制肿瘤新生血管生成,切断肿瘤细胞营养供应渠道,使癌细胞得不到营养而"饿死",从而达到抑制肿瘤生长。

硒元素的上述三种作用对癌细胞具强大的杀伤力,因而目前被医学界公认为是防治肿瘤的保健品。有报道,我国江苏省启东地区,自从推广应用含硒食盐之后,该地区的肝癌发病率和死亡率均明显下降,使原为肝癌高发区的启东人民免受其害。由此说明,补充硒元素能够有效降低癌症发病率,尤其是对肝癌、肺癌、直肠癌、结肠癌、前列腺癌效果更佳。只要平时多食用含硒元素的食物,不断补充硒元素,就可以有效防治肿瘤的侵害。常见的含硒元素食材有大蒜、芦笋、葱白、大枣等,只要平时经常食用含硒元素的食品,则可有效防治肿瘤。

(二)含维生素类食材预防肿瘤原理及应用

维生素是维特生命正常运行的必需元素,人体缺乏维生素则会引发多种疾病。维生素分水溶性维生素和脂溶性维生素两大类,如 B 族维生素和维生素 C 都是水溶性维生素,存在于人体各组织中,发挥很好的生理生化作用。缺乏维生素 B_2 可使放疗的肿瘤患者易发口腔溃疡;缺乏维生素 C 则引发免疫功能下降,补充维生素 C 则可提高免疫功能,增强抗病能力。这是因为维生素 C 具有很强的抗氧化作用,促使过氧化物快速有效消除,使机体免受自由基的损害,促进机体抗氧化平衡,从而提高免疫力并阻断致癌物的产生,帮助细胞间质形成,促进细胞排列更加紧密,以利于受损细胞的修复而达到增强抗癌能力。

脂溶性维生素 A 及维生素 E 可溶于脂肪,可在细胞膜中起着抗氧化作用而达到提高免疫功能的作用,能有效地防止细胞老化和受损,进而增强细胞活力,起到防治肿瘤的功效。

含 B 族维生素较多的食材有糙米;含维生素 C 较多的食物有西红柿、猕猴桃、甘蓝、苋菜、雪里蕻、青豆、菜花、香椿、鲜枣;而胡萝卜含有维生素 A 的前体,进入人体则会在体内产生化学反应合成维生素 A。

补充维生素既可选用食物,也可选用保健品,还可选用药品。最好在医师指导下,结合身体和疾病状况,选用最佳的维生素进行补充,往往会收到事半功倍的作用。

(三)含多酚类食材预防肿瘤原理及应用

据现代医学研究表明,含多酚类物质具有阻断信息传递作用,抑制细胞中脂肪合成酶的表现而起到抑制肿瘤细胞生长,起到抗癌作用。经常食用含有多酚成分的食材,如绿茶、杧果均含有多酚成分,经常饮用绿茶或吃杧果,均有防治肿瘤作用。据报道:日本人提倡饮用绿茶后,其癌症发病率有所下降,喝茶必须用绿茶,因绿茶未经发酵加工,多酚的含量更高,作用更强,而经发酵加工之后的红茶,其多酚成分被破坏减少,所以防治肿瘤必须选绿茶饮用,否则其效大减。

(四)含多糖类食材预防肿瘤原理及应用

据日本科学家试验发现,香菇浸出液喂养患有肿瘤的小白鼠后,小白鼠体内的癌细胞大为减少或消失。进一步试验发现抑制癌细胞的物质为香菇多糖。后来许多科学家展开广泛的试验证实,含有多糖成分的物质都或多或少具有抑制肿瘤细胞的作用。只要平时经常食用含有多糖类的食物,如香菇、猴头菇、草菇、海参,都可以起到防治肿瘤的作用,尤其是对胃癌、食管癌具有更佳的防治作用。

(五)含膳食纤维类食材预防肿瘤原理及应用

膳食纤维具有吸附体内废物和促进肠蠕动等功效,既可吸收体内陈旧性废物,也可吸附有毒、有害的致癌物质,迅速将所有毒物排出体外,从而减少或防止致癌物对机体的侵害,由此而达到防治肿瘤的作用。含膳食纤维较多的食材有豆类、薯类、玉米、高粱、韭菜、竹笋、木耳、胡萝卜等,它们可有效防治直肠癌、结肠癌。而大豆及其制品除含有膳食纤维外,还含有植物雌激素,不但可防治肠癌,还可防治乳腺癌或前列腺癌,又能防止骨质疏松症。因此大豆及其制品对中老年人非常有益,经常食之,可防止多种疾病的发生,可根据自己的身体状况,选用各种膳食纤维食品,坚持食用必有益处。

(六)含辣椒素类食材预防肿瘤原理及应用

据报道,辣椒素对癌细胞具有杀伤力,可使癌细胞凋亡,而正常细胞不受损害,这对肿瘤患者极为有利。因为肿瘤患者在接受治疗的过程中,大多数抗癌药物在杀伤癌细胞的同时,也会杀伤正常细胞,给肿瘤患者带来极大痛苦,甚至难以坚持继续治疗。但辣椒素在杀灭癌细胞时保护了正常细胞,给肿瘤患者带来新的希望,使肿瘤患者顺利通过全程治疗,这是极其可贵的防治肿瘤的保健佳品。

(七)软坚散结类食材对肿瘤患者具有辅助治疗作用

中医学认为,肿瘤是全身性疾病在局部发作,有形有物,坚如磐石。软可攻坚,散可碎石,坚石摧毁,癌则自除,这种古朴而又辨证的施治方法，往往获得意想不到的疗效，在医疗实践中则使肿瘤患者受益匪浅。具有软坚散结的食物较多，如海藻、海带、紫菜、牡蛎等海产品，它们含有碘元素，对缺碘所致的某些肿瘤，如甲状腺癌、颈部淋巴癌往往会有较好的辅助治疗作用。

（八）滋阴润燥食材对肿瘤患者具有辅助治疗作用

中医学认为，肿瘤患者多属阴虚亏损，阴液不足，导致咽干舌燥，口渴盗汗，眼干肤燥，心烦意乱，难以入睡等阴虚之证。治应补阴，滋阴润燥，生津止渴，补充水液，得以滋养，润则运行，循环顺畅，身强力壮，抗癌自强，战胜病魔，得以重生。常见的滋阴食物有百合、荸荠、乌梅、木耳、蛤蜊、鱿鱼、甲鱼、天冬、麦冬、鸭梨、野鸭等，它们均具有滋阴润燥、生津止渴功效，对放射疗法或化学药物治疗之后引发的不良反应均有较好的缓解作用。食用滋阴润燥食品可减轻肿瘤患者的痛苦，使之顺利完成全程治疗而战胜疾病。

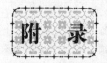

一、常用营养元素功效简表

营养元素	主 要 功 效	缺乏时的病症	食补来源
蛋白质	是构成身体各种组织的重要物质,是构成体内各种酶、抗体、激素等重要物质。 促进生长发育,维持毛细血管渗透压,补充代谢消耗,供给能量	生长发育迟缓,体重减轻、贫血;对传染病的抵抗力降低;创伤、骨折不易愈合;严重时可出现营养不良性水肿	动物性蛋白,如乳类、蛋类、瘦肉、鱼肉 植物性蛋白有大豆及豆类制品、大米、面粉、玉米、高粱等粮食制品,虽含蛋白质不多,但食入量较大,所以也可补充蛋白质
脂肪	供给热能,供给必需脂肪酸,帮助脂溶性维生素吸收,增强食物的美味,增加饱腹感	消瘦,易得脂溶性维生素缺乏病	来源于动物有各种动物油、奶油、蛋黄油等 来源于植物有橄榄油、茶油、菜籽油、花生油、玉米油及核桃仁等干果类食品
糖类	供给热能,帮助脂肪在体内燃烧。促进蛋白质在体内合成	生长发育迟缓,体重减轻,容易疲劳	米、面粉、玉米等主食,白糖、水果、点心、粉丝等各种粮食制品及副食品

营养元素	主要功效	缺乏时的病症	食补来源
维生素A	可促进眼视紫质合成，故可防治夜盲症。能维持上皮组织健康，可增加对传染病的抵抗力，并能促进生长	夜盲症。皮肤干燥脱屑、毛囊角化，上皮细胞组织萎缩，皮肤对细菌的抵抗降低，容易感染疾病	来源于动物有肝、奶、蛋黄 来源于植物有各种黄绿色蔬菜、胡萝卜、黄玉米、红薯
维生素B_1	是脱羧酶的主要成分，是糖代谢所必需。防止神经炎和脚气病，增进食欲和促进生长	可使神经组织和心脏损伤、肌肉萎缩，也可出现水肿、食欲缺乏、消化不良、体重减轻、生长迟缓	来源于动物有瘦肉 来源于植物有麦芽、豆芽、全麦、豌豆苗、花生等谷、豆类的皮层及胚芽。蔬菜和鲜果均含有维生素B_1
维生素B_2	是构成脱氢酶黄酶的主要成分，参与体内氧化还原过程，促进生长发育。	唇炎、舌炎、口角炎、脂溢性皮炎、角膜炎、阴囊炎、视觉不清、白内障	来源于动物有肝、肉、乳、蛋 来源于植物有酵母、小米、大豆、豆瓣酱、绿叶菜
烟酸	是构成辅酶Ⅰ和辅酶Ⅱ的主要成分，为细胞呼吸所必需物质。可维持皮肤及神经的健康	舌炎、皮炎、癞皮病、食欲缺乏、消化不良、腹泻及神经症状	来源于动物有肉、肝、肾 来源于植物有酵母、豆类、绿叶菜
维生素C	为连接骨骼、牙齿、结缔组织中细的黏接物所必需 维持牙齿、骨骼、血管、肌肉的正常功用，增加身体抵抗力，促进伤口愈合	坏血病、牙齿不坚、牙龈出血、血管脆弱、皮下出血	来源于鲜枣、山楂、柑橘、青椒、西红柿等新鲜蔬菜及水果

营养元素	主 要 功 效	缺乏时的病症	食补来源
维生素D	促进肠内钙和磷的吸收、调节钙和磷的代谢。促进牙齿和骨骼的正常生长和发育	儿童佝偻病,成人骨质软化症,容易形成龋齿,牙齿不坚固	来源于鱼肝油、奶油、蛋黄、动物肝;人皮肤中的V-脱氢胆固醇经太阳光照射则可转化为维生素D
钙	构成骨骼和牙齿的主要成分。帮助血液凝固及肌肉收缩。维持心跳规律,维持酸碱平衡,维持毛细血管的正常渗透压	骨骼和牙齿发育不良,骨质松软或软骨病,引发手足抽搐	来源于动物有奶类,软骨虾皮、小鱼　来源于植物有青菜、大豆、坚果
磷	构成骨骼、牙齿的主要成分,也是构成各种酶和细胞核蛋白的主要成分。能帮助葡萄糖、脂肪、蛋白质代谢	骨骼及牙齿发育不全,骨质疏松,容易骨折	主要来自鱼肉、虾皮、牛奶、蛋黄,也可来自大豆
铁	构成血红蛋白、肌红蛋白、细胞色素和酶系统的主要成分。帮助氧的运输	血红蛋白减少、贫血、容易疲劳	来源于动物的肝、血、蛋黄　来源于植物的绿色蔬菜,如菠菜
碘	构成甲状腺素的主要成分	单纯性甲状腺肿。母体缺碘,则会引发胎儿生长迟缓,智力低下,痴呆,名为克汀病	主要来源于海产品,如海带、紫菜、海蜇、海鱼。发菜也有碘元素

二、常用食物胆固醇含量表(毫克/100克)

名　称	含　量	名　称	含　量	名　称	含　量
猪肥肉	107	羊肚	124	鲜蟹黄	466
牛肥肉	194	猪肠	159	蟹子	985
羊肥肉	173	牛肥肠	148	虾皮	608
猪瘦肉	77	羊肥肠	111	小虾米	733
牛瘦肉	63	猪肉松	163	对虾	150
羊瘦肉	65	牛肉松	178	墨鱼	275
猪脑	3100	鱼肉松	240	水发鱿鱼	265
牛脑	2670	干酪、奶粉	104	鳗鱼	186
羊脑	2099	鸡肉	117	梭鱼	128
猪舌	116	鸡肝	429	黄鳝	117
牛舌	102	鸡肫	229	蚬	454
羊舌	147	鸡蛋	680	螺肉	161
猪心	158	鸡血	149	蛏肉	239
牛心	126	鸡蛋黄	1705	兔肉	83
羊心	130	河鸭	80	大黄鱼	79
猪腰	405	填鸭	101	带鱼	97
牛腰	340	鸭肝	515	青鱼	90
羊腰	354	鸭肫	180	草鱼	81
猪肝	368	鸭蛋	634	桂鱼	96
牛肝	257	鸭蛋黄	1522	鲤鱼	83
羊肝	323	咸鸭蛋	742	大头鱼	97
猪肺	314	松花蛋	649	海参	0
牛肺	234	鹅蛋	704	海蜇皮	16
羊肺	215	鹅蛋黄	1813	水发海蜇头	5
猪肚	159	鲫鱼子	460		
牛肚	132	鳜鱼子	494		